脊柱转移瘤300问

主　编　刘耀升　刘蜀彬

编　委　蒋伟刚　雷明星　曹叙勇

中国中医药出版社

·北　京·

图书在版编目（CIP）数据

脊柱转移瘤300问/刘耀升，刘蜀彬主编．—北京：中国中医药出版社，2019.4
ISBN 978-7-5132-5446-5

Ⅰ.①脊…　Ⅱ.①刘…　②刘…　Ⅲ.①骨肿瘤-肿瘤转移-诊疗-问题解答　Ⅳ.①R738.1-44

中国版本图书馆CIP数据核字（2018）第301923号

中国中医药出版社出版
北京市朝阳区北三环东路28号易亨大厦16层
邮政编码　100013
传真　010-64405750
廊坊市祥丰印刷有限公司印刷
各地新华书店经销

开本 880×1230　1/32　印张 5.75　字数 120千字
2019年4月第1版　2019年4月第1次印刷
书号　ISBN 978-7-5132-5446-5

定价　29.00元
网址　www.cptcm.com

社长热线　010-64405720
购书热线　010-89535836
维权打假　010-64405753

微信服务号　zgzyycbs
微商城网址　https://kdt.im/LIdUGr
官方微博　http://e.weibo.com/cptcm
天猫旗舰店网址　https://zgzyycbs.tmall.com

如有印装质量问题请与本社出版部联系（010-64405510）

内容简介

本书从临床实际出发，详细解答了脊柱转移瘤的诊断、传统外科治疗、微创外科治疗、系统内科治疗及放射治疗中的常见问题，同时对脊柱转移瘤的病理生理、发病机制、预后预测以及骨转移瘤的外科治疗等热点问题进行了专题讨论，深入浅出，图文并茂，适合脊柱转移瘤患者及家属阅读，也可供临床医生学习参考。

前　言

骨转移瘤是指原发于身体其他部位的恶性肿瘤通过各种途径转移至骨骼并在骨内继续生长所形成的子肿瘤，引起正常骨组织的破坏，出现癌性骨痛、病理性骨折、高钙血症、脊髓受压以及相关的神经功能障碍。脊柱是恶性肿瘤骨转移最常见的转移部位，脊柱转移瘤脊髓压迫症为恶性肿瘤的常见严重并发症，具有较高的致残性。脊柱转移瘤不仅增加了社会医疗经费和负担，并且严重影响患者生活质量及生存期。近年来，随着恶性肿瘤发病率的升高及肿瘤患者生存期的延长，脊柱转移瘤的发病率也大幅度增加。

目前脊柱转移瘤的标准治疗模式已逐渐清晰，即：多学科联合、个体化原则和精准医疗。首先必须强调的是：脊柱转移瘤患者的治疗涉及手术学、影像学、肿瘤学、神经学、放疗学、药学、介入学和康复医学等多种专科。为了让每一位患者的治疗达到整体最优的效果，即便在肿瘤专科医院，学科间的密切合作也至关重要。其次，必须重视恶性肿瘤患者脊柱转移的诊断、随访和内科治疗。实践证明，早期的多学科会诊和严格的定期随访，可最大限度地降低和阻断脊柱转移瘤患者并发严重脊髓压迫症的可能，从而达到恶性肿瘤患者骨相关事件控制性治疗的目的。相反，封闭性的、排他的、自以为是的独科治疗剥夺了肿瘤患者第一时间接受多学科会诊的良机，会使肿瘤患者承担更多的痛苦和风险！研究发现唑来膦酸和伊班膦酸是在所有转移性骨病中均有效的可静脉内给药的二膦酸盐类药物。然而，临床观察发现基于基因检测阳性的靶向药物对于降低骨相关事件、促进溶骨性骨破坏的骨修复更加有效。然而，即便是对化疗治疗有效的骨髓瘤，血液内科与骨科等学科间的合作仍至关重要。

预后预测研究是脊柱转移瘤的另一大热点。1990年，Tokuhashi评分诞生，而如今修订后的Tokuhashi评分和Tomita评分在预测脊柱转移瘤生存期中应用最广。预后预测研究的重要性在于避免过度医疗，规避手术风险。我院是国内较早开展脊柱转移瘤预后预测研究的肿瘤专科医院，通常认为原发肿瘤类型、有无内脏转移、骨转移数量是影响预后的重要因素。我们在临床中发现术前内科治疗对患者的有效性、神经功能损害进展快慢、有无腹腔转移等是影响转移瘤脊髓压迫症术后预后的重要因素。笔者该研究成果已于《中华医学杂志》《中华骨科杂志》《Spine J》《Erou Spine J》等国内外权威期刊发表。不同于Tokuhashi评分和Tomita评分等预测肿瘤患者整体生存期的研究，笔者团队Liu氏评分系统着重对影响转移瘤脊髓压迫症减压术后生存的危险因素进行研究。

理论上认为，对于原发为惰性恶性肿瘤的孤立性脊柱转移，全脊椎切除术是一种理想的手术方式，然而这种切除手术必须建立在肿瘤内科全身治疗有效的基础上。遵照多学科联合、个体化治疗的原则，脊柱转移瘤手术还包括结合或不结合术前栓塞的后路减压内固术和各种微创手术。当肿瘤组织或骨折块突入椎管时，则发生转移性硬膜外脊髓压迫症。这种病变引起神经损害时，通常为外科急症。以往，外科方法的选择局限于椎板减压术，但这种技术不能对椎体前方进行减压，效果不是很理想。随着外科技术的进步后路经椎弓根操作可以对脊髓前方的椎体病灶进行切除，实现脊髓的环形减压，最大限度地切除病灶，减轻肿瘤负荷。但是该手术的出血往往相当严重，术前进行动脉栓塞是个很好的选择。经皮椎体成形术是治疗脊柱转移瘤骨痛和病理性骨折的最常用术式，实践证明经皮椎体成形术通常安全有效，与单纯肿瘤内科保守治疗相比，优势明显。文献中经皮椎体成形术治疗成骨性脊柱转移瘤仍有报道，然而笔者实践中认识到，成骨性脊柱转移瘤实为经皮椎体成形术的禁忌证，术中患者及医生感受极差，且显著增加手术风险。

放射治疗是利用射线产生的高能量杀伤肿瘤细胞，从而达到消灭肿瘤的目的。常见的易发生骨转移瘤的肿瘤都对放疗敏感。放疗在20世纪曾被认为是骨转移瘤与脊柱转移瘤标准的治疗方法，能够有效缓解疼痛，实现肿瘤局部控制。随着放疗技术的发展，目前调强放疗、立体定向放疗技术能够在实现杀灭肿瘤细胞的同时最大限度降低脊髓照射剂量，避免放射相关的脊髓损伤。但实践证明手术联合放疗效果远优于单纯放疗，然而术后早期放疗可能引起术后切口不愈合，切口感染等问题。

长骨包括下肢长骨（股骨、胫骨和腓骨）和上肢长骨（肱骨、桡骨和尺骨）。长骨转移瘤占骨转移瘤的20%～60%，以股骨近端和肱骨近端受累为主。长骨转移瘤的治疗围绕预防病理性骨折和治疗病理性骨折开展，治疗手段主要包括传统手术治疗（病灶清除、髓内钉/钢板/骨水泥或非骨水泥内固定和假体关节成形术的结构重建）、微创治疗（射频消融、血管栓塞）、放疗、肿瘤内科治疗（二膦酸盐、激素疗法等）。本书专门开辟章节对恶性肿瘤骨转移尤其是长骨转移瘤的外科治疗等常见问题进行解答。

此外，为什么恶性肿瘤会出现骨转移，癌性骨痛与普通疼痛有何区别，哪些原发肿瘤类型常发生脊柱转移，脊柱转移瘤易累及哪些部位，这些骨转移瘤的病理生理及发病机制都是恶性肿瘤骨转移患者最关注的问题。

能以通俗的语言回答上述疑问，是建立良好的医患沟通、提升患者及家属对脊柱转移瘤的认知，并对治疗方案做出正确判断和选择的基础。笔者结合自身在解放军全军肿瘤诊治中心多年的临床实践，对脊柱转移瘤常见相关问题进行了分门别类地总结和梳理，希望能帮助脊柱转移瘤患者及家属全面了解和掌握本病的特点和标准诊疗模式，以便选择最优治疗方案，提高治疗效果，改善预后。

本书出版得到北京市科委“首都临床特色应用研究”项目的多次资助，在此表示感谢！

由于作者水平有限，书中纰漏之处在所难免，请广大读者和同道提出宝贵意见，以便再版时修正、提高。

编委会

2018 年 12 月

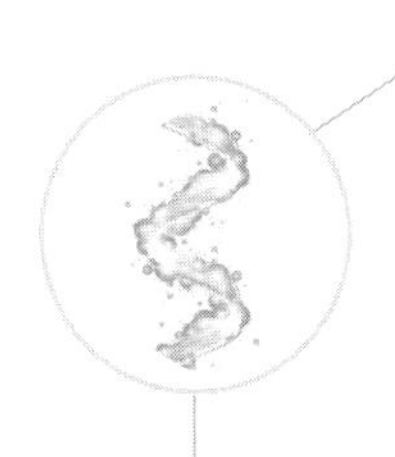

目录
contents

第一章　骨转移瘤的病理生理及发病机制

第三章　骨转移瘤的外科治疗

第四章　脊柱转移瘤的外科治疗

第五章 脊柱转移瘤的微创外科治疗

第六章　骨转移瘤与脊柱转移瘤的系统内科治疗

第七章　骨转移瘤与脊柱转移瘤的放射治疗

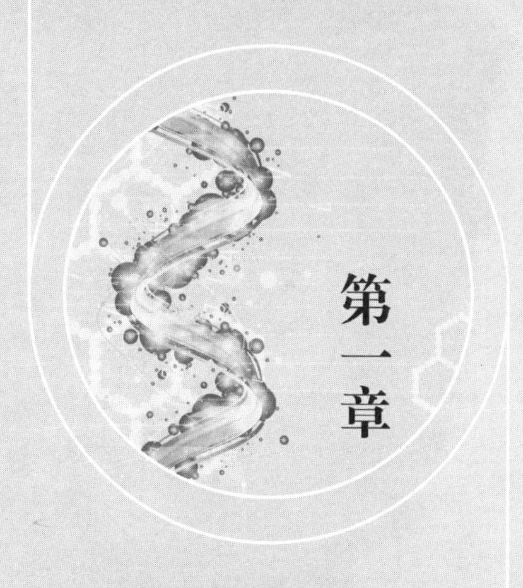

第一章

骨转移瘤的病理生理及发病机制

问题 什么是骨转移瘤？

骨转移瘤是指原发于身体其他部位的恶性肿瘤通过各种途径转移至骨骼并在骨内继续生长形成子肿瘤，引起正常骨组织的破坏，出现癌性骨痛、病理性骨折、高钙血症、脊髓受压以及相关的神经功能障碍，不仅增加了患者医疗负担，还严重影响患者生活质量及生存期。

问题 为什么恶性肿瘤会出现骨转移？

临床前证据提示肿瘤细胞中只有小部分细胞具有自我更新和分化成特异性细胞类型（分化潜能有限）的能力，我们把这小部分细胞称为“肿瘤干细胞（CSCs）”。CSCs 通过上皮－间充质转换（EMT）获得大部分生物学特征，生存、运动性、侵袭性和转移能力。一旦定植到骨骼，便可释放各种细胞因子直接或间接地打破成骨细胞和破骨细胞间的动态平衡，并且在转移的肿瘤细胞、成骨细胞和破骨细胞之间形成“恶性循环”，持续出现病理性溶骨或成骨性改变。

问题 正常的骨骼生理过程是什么样的？

骨骼主要由羟基磷灰石结晶矿化Ⅰ型胶原构成，成骨细胞分泌这种Ⅰ型胶原前体，细胞外基质蛋白水解酶剪切Ⅰ型胶原前体氨基和碳基末端，保留三螺旋区域并形成胶原纤维。胶原纤维相互连接交织形成骨骼。矿化的骨质内含有大量的生长因子，TGF-β、胰岛素样生长因子-1、血管内皮生长因子（VEGF）、成纤维细胞生长因子（FGF）和血小板源性生长因子（PDGF）。

其中，TGF-β 尤其重要。骨质溶解可以释放出 TGF-β，TGF-β 刺激成骨。骨微环境中也存在许多激素、细胞因子和其他相关分子，它们与骨骼微环境中的细胞存在着紧密的联系。正常状态下，成骨细胞成骨与破骨细胞溶骨构成骨骼重塑动态平衡（图 1 – 1）。

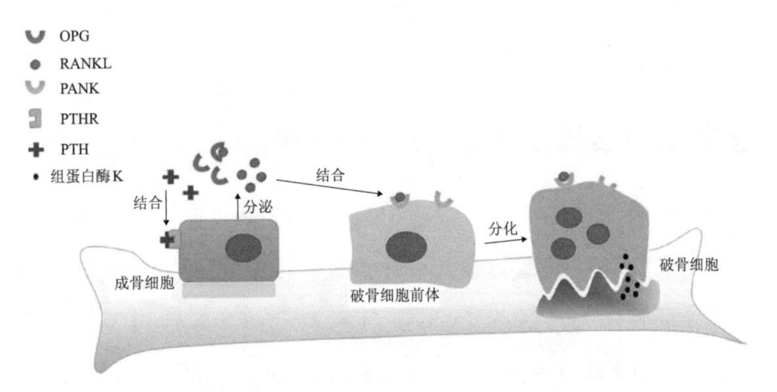

OPG：骨保护素；RANKL：核因子-κB 受体活化因子配体；RANK：核因子-κB 受体活化因子；PTH：甲状旁腺激素；PTHR：甲状旁腺激素受体

图 1 – 1　正常骨骼生理过程

问题 生理情况下骨骼也会发生溶骨效应吗？

骨骼作为代谢十分活跃的组织，无时无刻不在进行着成骨和溶骨活动，但是成骨细胞和破骨细胞的数量保持着相对平衡，在生长发育期成骨活动占据优势，骨骼表现为快速生长，生长发育结束后，成骨和溶骨活动保持动态平衡（图 1 – 2）。因此溶骨活动不是骨肿瘤特有的效应。肿瘤的侵入打破了成骨和溶骨活动间的动态平衡，引起溶骨或成骨性的骨破坏。

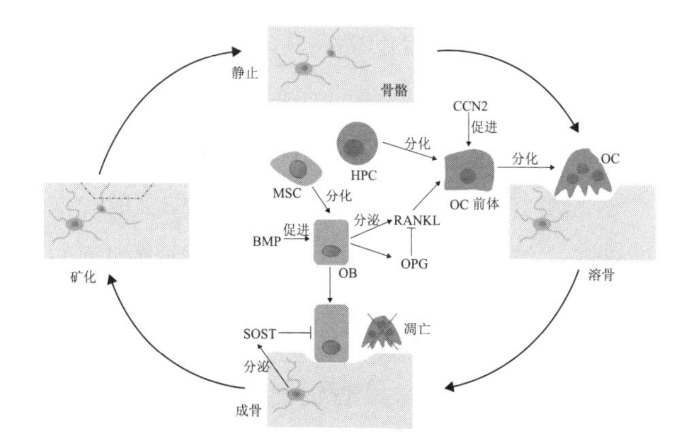

MSC：间充质干细胞；HPC：造血干细胞；OB：成骨细胞；OC：破骨细胞；RANKL：核因子-κB受体活化因子配体；OPG：骨保护素；BMP = 骨形态形成蛋白；CCN2：结缔组织生长因子；SOST：骨硬化蛋白

图1-2　正常骨骼溶骨生理过程

问题 什么是骨骼微环境？

正常骨微环境中的细胞包括骨细胞、成骨细胞、破骨细胞、基质细胞和血管细胞。破骨细胞介导骨质溶解，成骨细胞介导骨质形成。骨骼可以不断地以溶骨和成骨的方式进行动态重塑。骨微环境中有许多激素、细胞因子和其他相关分子，它们与骨骼微环境中的细胞存在着紧密的联系，并且在调节骨骼动态重塑平衡中起着主导作用。

问题 骨转移瘤与正常骨骼生理过程有什么区别？

肿瘤细胞可以打破骨骼动态重塑平衡，发生溶骨过度和（或）成骨过剩，形成病理性溶骨和（或）成骨。临床上表现为一系列骨相关事件（SREs），包括骨骼疼痛、病理性骨折、高钙血症和脊髓受压或神经功能症状。肿瘤本身可以分泌多种细胞因子，促进或抑制成骨/破骨细胞活化增殖/凋亡，打破成骨细胞和破骨细胞间的动态平衡，最终通过 RANK-RANKL-OPG 系统引起溶骨或成骨性骨破坏。同样，失衡的骨微环境会产生或改变某些细胞因子的表达，进而促进肿瘤细胞的增殖和转移，形成恶性循环。

问题 为什么说骨微环境具有促肿瘤效应？

骨微环境中多种细胞均有利于骨转移，包括基质细胞、破骨细胞和短暂性细胞。基质细胞来源于骨髓内间充质干细胞，包括脂肪细胞、成纤维细胞和成骨细胞（“三系分化”）。它们通过相关分子，例如：血管细胞黏附分子-1、多配体聚糖和基质金属蛋白酶 2，促进肿瘤细胞增殖和分化。破骨细胞溶骨释

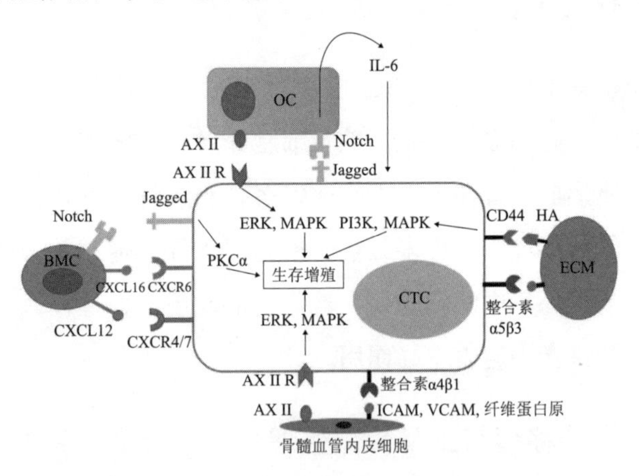

CTC：循环肿瘤细胞；BMC，骨髓细胞；OC：成骨细胞；ECM：细胞外基质；AXⅡR：膜联蛋白Ⅱ受体；HA：透明质酸；ICAM：细胞间黏附分子；VCAM：血管细胞黏附分子；CXCL/R：趋化因子配体/受体

图 1－3 循环肿瘤细胞归巢骨髓相关黏附分子与作用

放出许多潜在性的生长刺激分子（如组织蛋白酶 K），也有利于肿瘤细胞在骨微环境中生长。目前，没有明确的研究将骨溶解增加与肿瘤细胞量增加联系在一起，但是抑制骨质溶解能降低骨内肿瘤负荷。短暂性细胞包括红细胞、T 细胞和血小板，已经证明这些细胞均可通过多种通路和分子促进肿瘤生长和转移（图 1－3）。

问题 肿瘤骨转移的主要机制是什么？

骨转移瘤的发生机制是十分复杂的，目前尚不明确。但目前较为认可的是“种子－土壤”学说。种子是肿瘤细胞，土壤是骨组织。肿瘤细胞可以释放多种活性因子促进破骨细胞或成骨细胞的异常增殖分化，打破原有的动态平衡，以利于肿瘤细胞的生长；而被破坏的骨微环境又可以促进肿瘤细胞骨转移，进而形成恶性循环。这一过程大致可以概括为“种子”逃逸原发组织、生存、归巢骨髓与“播种”、休眠与休眠终止后侵袭活跃。每一阶段肿瘤细胞以不同的机制进行转移。

问题 什么是肿瘤细胞“失巢凋亡逃逸”？

肿瘤细胞逃逸原发组织后进入循环系统即为循环肿瘤细胞（CTCs）。机体免疫将 CTCs 视为“异己”，理论上机体循环系统中正常免疫细胞可以将 CTCs 清除而诱导“失巢凋亡”。但是肿瘤细胞可能通过过表达 FLIP 灭活 FADD 的死亡受体通路和过表达抗凋亡蛋白 Bcl-2、Bcl-xL 和 Mcl-1 来抑制“失巢凋亡”。

问题 参与骨转移瘤的成骨机制有哪些?

肿瘤源性因子诱导成骨细胞增殖、分化和成骨，促进前列腺癌形成成骨性骨转移瘤。成骨性模型明显要比溶骨性模型少见，目前认为骨转移瘤的成骨机制包括：①肿瘤细胞通过Wnts-LRP5-β-catenin 途径促进成骨细胞增殖；②ET-1 与 PTHrP 上调 DDK1、下调 SOST 的表达促进成骨细胞增殖；③TGF-β 与 BMP 通过 Smad 信号途径介导成骨细胞增殖；④FGF 与 IGF 介导成骨细胞活化；⑤RANK-RANKL-OPG 系统（图 1-4）。

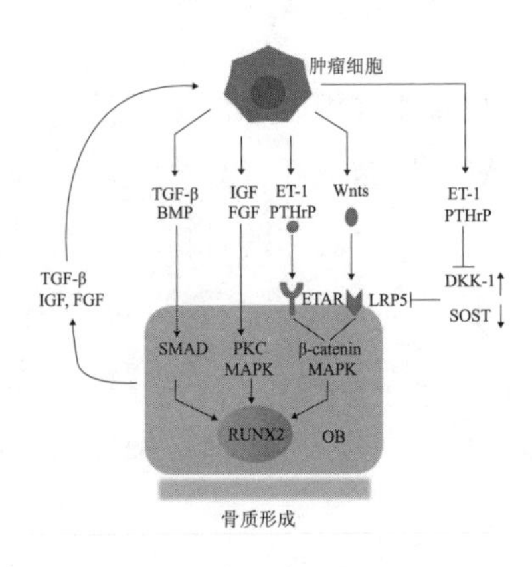

OB：成骨细胞；TGF-β：转移生长因子 β；IGF：胰岛素样生长因子；FGF：纤维细胞生长因子；BMP：骨形态形成蛋白；ET-1：内皮素 1；PTHrP：甲状旁腺激素相关蛋白；ETAR：内皮素 A 受体；LRP5：脂蛋白受体相关蛋白 5；DKK-1：Dickkopf-1；SOST：骨硬化蛋白

图 1-4 骨转移瘤成骨改变相关机制

问题 参与骨转移瘤的破骨机制有哪些?

骨转移瘤的破骨机制包括：①肿瘤细胞可以通过释放

MMP-13直接引起溶骨反应，骨质溶解释放的TGF-β又可以促进肿瘤细胞增殖；②肿瘤细胞通过释放FGF、PDGF、BMP、IGF-1、PTHrP等促进成骨细胞增殖，成骨细胞通过上调RANKL、下调OPG的表达，促进前体破骨细胞成熟活化，进而产生溶骨效应。③骨质溶解释放TGF-β通过Smad信号介导肿瘤细胞上皮-间充质转变（EMT），肿瘤细胞进行EMT后，细胞骨架重排，细胞与细胞之间失去黏附和细胞接触，运动性、侵袭性和转移能力增强。

问题　什么是骨转移瘤“恶性循环”？

成熟/活化的破骨细胞可以产生多种骨髓来源的生长因子（例如：TGF-β、VEGF、IGFs、BMPs和FGF等），这些生长因子可以促进肿瘤细胞生长和迁移。一旦肿瘤细胞定植后，肿瘤分泌的生长因子（例如FGF、PDGF、BMP和IGF-1等）又可以促进破骨细胞的产生和活化。因此，溶骨和肿瘤生长迁移形成了“恶性循环”（图1-5）。骨微环境中的癌细胞和正常宿

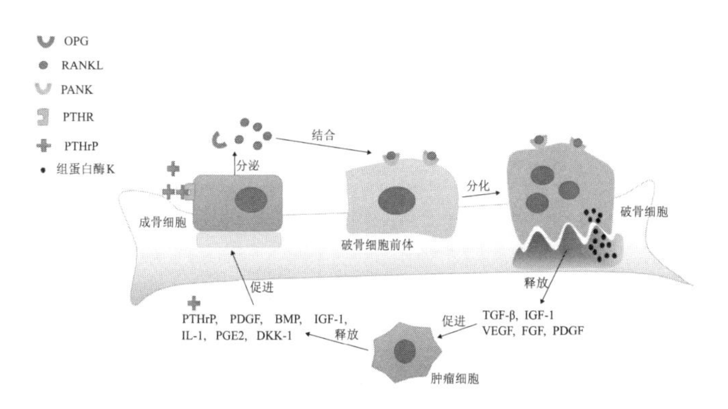

图1-5　骨转移瘤生物学与“恶性循环”

主细胞（例如：破骨细胞、基质细胞、血管细胞等）之间的相互作用促发骨转移瘤。骨微环境和肿瘤之间的协作性相互作用正是这种“恶性循环”，并且它是转移瘤形成和进展的关键。

问题 骨转移瘤的主要病理表现是什么？

骨转移瘤的病理表现包括溶骨性、成骨性和混合性骨破坏（图1-6），溶骨性和成骨性骨破坏往往是同时存在的，至少一方占据主导地位。其中溶骨性骨破坏最常见于乳腺癌、肾细胞癌、肺癌、多发性骨髓瘤等。成骨性主要见于前列腺癌，少数为乳腺癌、膀胱癌、鼻咽癌及肺癌等。

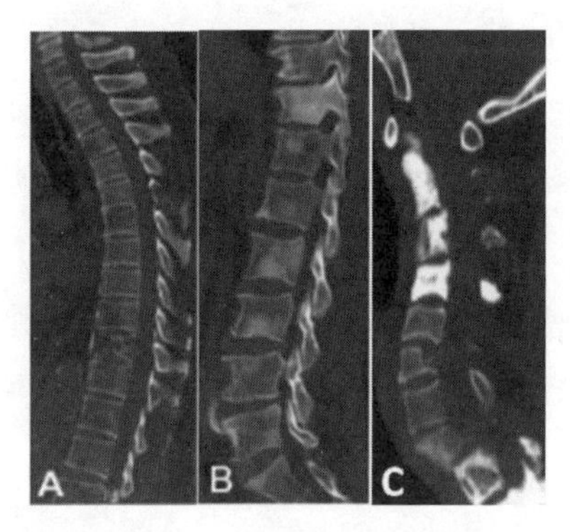

A. 溶骨性转移瘤；B. 成骨性转移瘤；C. 混合性转移瘤

图1-6 肺癌脊柱转移瘤

问题 哪些细胞因子参与破骨细胞活动？

与破骨细胞活动相关的细胞因子主要有：核因子NF-κB受体活化因子配体（RANKL）、骨保护素（OPG）、甲状旁腺激素相关蛋白（PTHrP）、降钙素基因相关肽（CGRP）、膜联蛋白Ⅱ、巨噬细胞炎性蛋白（MIP-1α、MIP-1β）、IL-3、IL-6、

IL-11、骨桥蛋白（OPN）。但骨微环境中各种细胞因子、作用通路是相互作用的，参与成骨活动的因子也可能参与破骨活动。

问题 哪些细胞因子与成骨细胞活动相关？

与成骨细胞活动相关的细胞因子主要有：肿瘤坏死因子（TNF-α）、骨形态发生蛋白（BMPs）、独立生长因子（GFI-1）、激活素 A、DKK1、IL-3、IL-7。骨微环境中各种细胞因子、作用通路是相互作用的，参与破骨活动的因子也可能参与成骨活动。

问题 什么是 OPG-RANKL-RANK 系统？

OPG 是指骨保护素，RANK 是指核因子-κB 受体活化因子，RANKL 是指核因子-κB 受体活化因子配体，三者共同形成的 OPG-RANKL-RANK 系统在正常骨代谢及骨转移瘤过程中起关键作用。RANKL 通过结合 RANK 介导破骨细胞生成、活性和生存。OPG 作为“饵”受体可以阻止 RANKL 与 RANK 的结合，从而抑制 RANKL 介导的破骨细胞生成作用。RANKL、RANK 和 OPG 的相互作用维持着骨骼稳态，使得溶骨活动和成骨活动达到动态平衡。

问题 为什么 RANKL 是骨转移瘤治疗的重要靶点？

RANKL 是 RANK 唯一的同源性配体，Tnfsf11 基因编码，主要由成骨细胞和骨基质细胞表达产生。RANKL 是溶骨和肿瘤生长迁移形成的“恶性循环”中的重要因素。肿瘤释放的生长因子可以促进成骨细胞增殖高表达 RANKL，使得 RANKL/OPG 比值下降，进而促进破骨细胞增殖活化引起骨质破坏，此外 RANKL 也可以直接促进肿瘤细胞增殖，骨质溶解释放的生长因子又可以促进肿瘤转移和增殖（图 1－7）。临床前研究已经证实 RANKL 抑制剂能显著延迟骨肿瘤形成、减轻骨肿瘤负荷以及延长荷瘤小鼠生存期。

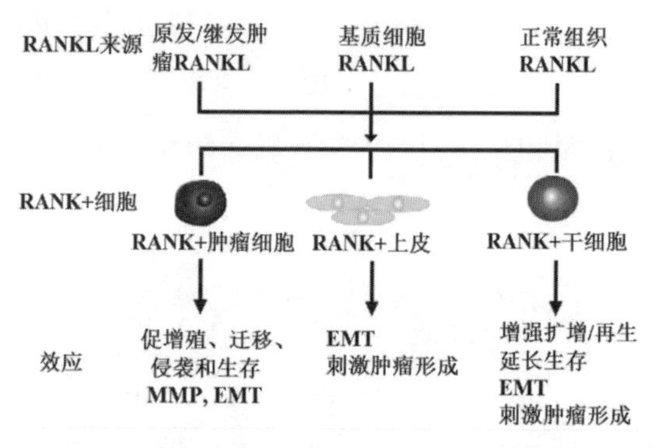

图 1－7　RANKL 直接促转移机制（EMT：上皮－间充质转变）

问题 人体免疫系统对肿瘤骨转移有抑制作用吗？

识别“自己”排除“异己”维持机体内外环境稳态是免疫系统的基本功能。免疫反应对抑制骨转移瘤的生长、侵袭发挥重要作用（图 1－8）。免疫细胞根据对骨转移瘤的调节效应可分为三大类：①抗骨转移瘤的免疫细胞，例如：树突状细胞（DCs）、细胞毒性 T 细胞（CTLs）；②促进骨转移瘤的免疫细胞，例如：调节性 T 细胞（Tregs）、骨髓源性免疫抑制细胞（MDSCs）；③双重调节性免疫细胞，例如：巨噬细胞、辅助性 T 细胞（Th）。需要注意的是，抑制和促进不是绝对的，在不同的条件下，细胞的功能有可能发生改变，甚至完全相反。

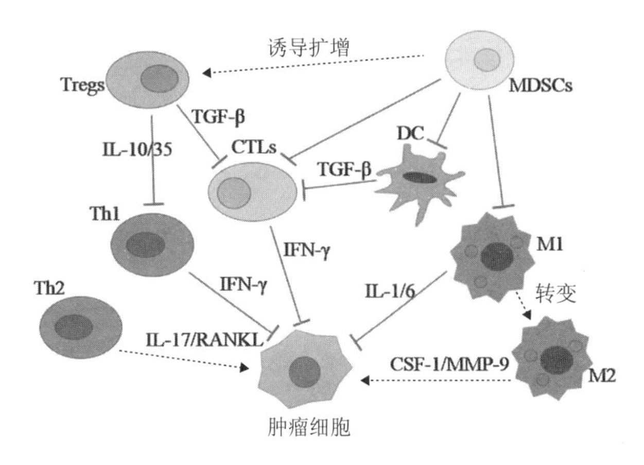

虚线代表促进，实线代表抑制；M1：Ⅰ型巨噬细胞；M2：Ⅱ型巨噬细胞；CSF-1：集落刺激因子1；MMP-9：基质金属蛋白酶9；IFN-γ：干扰素γ；IL：白介素

图1－8　骨转移瘤微环境中免疫细胞和因子调节肿瘤网络

问题　为什么恶性肿瘤细胞容易发生“免疫逃避”？

机体正常免疫状态下，DCs识别并提呈肿瘤特异性抗原，随后激活T细胞，T细胞增殖并分化为细胞毒性T细胞（CTLs），CTLs发挥杀伤肿瘤效应。然而，研究发现浸润性肿瘤的DCs处于不成熟阶段，因此没有活化T细胞的能力。而且，DCs与肿瘤细胞相互作用后可以通过产生TGF-β、NO、IL-10、VEGF（血管内皮生长因子）和精氨酸酶Ⅰ抑制CD8＋T细胞活化。同时，浸润肿瘤的DCs可以促进其他免疫抑制细胞（例如Tregs和MDSCs）募集于肿瘤部位，Tregs和MDSCs对T细胞有抑制作用，T细胞受抑或发生凋亡，肿瘤产生“免疫逃避”（图1－9），这些均有利于肿瘤进展和转移。此外，肿瘤细胞自身低表达肿瘤特异性抗原等也有利于肿瘤发生“免疫逃避”。

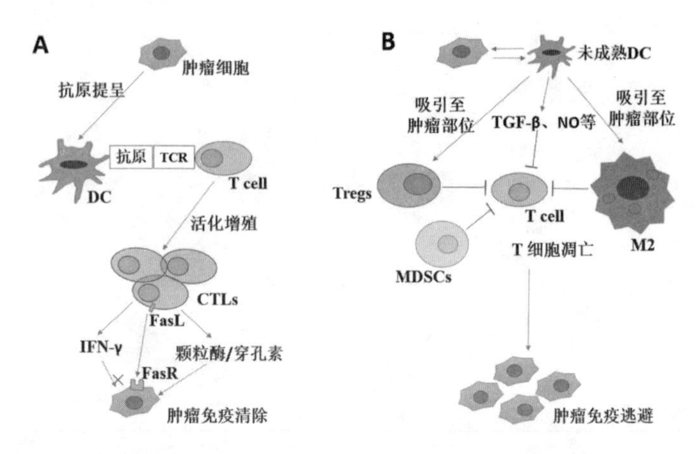

DC：树突状细胞；CTLs：细胞毒性T细胞；IFN-γ：干扰素γ；FasL/R：Fas配体/受体；TGF-β：转移生长因子β；NO：一氧化氮；Tregs：调节性T细胞；MDSCs：骨髓源性免疫抑制细胞；M2：Ⅱ型巨噬细胞

图1-9　肿瘤免疫清除与免疫逃避

问题 什么是过继性免疫细胞治疗？

过继性免疫细胞治疗是指将肿瘤患者体内具有抗肿瘤效应的淋巴细胞在体外用白介素-2进行培养、扩增至数代后回输进入患者体内，利用这些抗肿瘤淋巴细胞杀伤肿瘤细胞，发挥抗肿瘤效应。

问题 过继性免疫细胞治疗有什么特点？

理想的过继性免疫细胞治疗应具有以下特点：①可大量获得，实验室研究及临床实践显示，临床治疗量的免疫细胞应在1×10^{10}以上，甚至1×10^{11}；②具肿瘤特异性；③抗肿瘤活性强；④体内应用可耐受；⑤可聚集在肿瘤灶；⑥可在体内存活、增殖。

问题 癌性骨痛与普通疼痛有何区别?

从广义上讲，疼痛分为炎症性疼痛（也称为伤害性疼痛）和神经性疼痛，前者由损伤的组织受到化学或物理性刺激（如手术、骨关节炎或创伤）引起，后者由损伤或疾病（如糖尿病或带状疱疹）直接刺激感觉神经使得神经纤维上的离子通道发生动作电位引起，因此，炎症性疼痛是由化学物质介导的，神经性疼痛是由电位的变化介导的（图 1 - 10）。癌症疼痛可能涉及炎症和神经性两种机制，因为肿瘤扩张可导致组织损伤和各种炎症介质的释放。此外，肿瘤也可以限制或阻断特定组织的感觉神经的生长，导致神经性改变。癌症疼痛可以被认为是一种混合性的疼痛，但是越来越多的证据表明癌症疼痛具有自身独特的特性，应该被视为一个单独的疼痛状态。

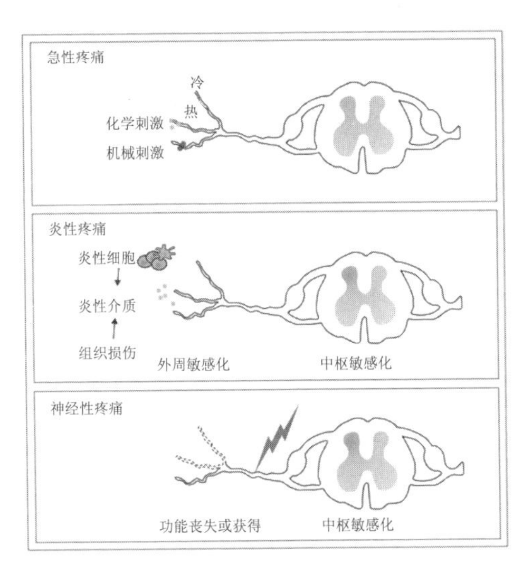

图 1 - 10　疼痛产生机制

问题 癌性骨痛病理生理学基础是什么?

病理生理学机制是骨骼和周围组织释放的异常神经冲动使得脊髓后角感觉神经元过度兴奋。有趣的是，肿瘤的大小和数量与有无疼痛或疼痛的程度并不完全相关，一些患者肿瘤转移部位可无痛，一些单一骨转移无骨折的患者却出现了剧烈的疼痛，出现这两种情况的原因可能是外周和中枢平衡机制以及中枢对外周反馈抑制能力存在差异。癌症骨疼痛特有的神经化学信号说明了传统镇痛药疗效降低，表明了联合用药和改变给药途径可能是疼痛管理的较好选择。

问题 癌性骨痛产生的机制有哪些?

外周机制包括肿瘤细胞引起的神经纤维损伤。肿瘤诱导下的感觉和交感神经纤维融合，使得交感神经兴奋可引起临近的感觉神经兴奋产生痛觉。肿瘤微环境的改变使得骨骼中初级传入纤维上酸敏感离子通道激活造成初级传入纤维敏感性增强。肿瘤生长相关的炎性浸润诱发各种生长因子、细胞因子、白细胞介素、趋化因子、前列腺素、内皮素和其他介质的释放，刺激痛觉传入纤维。骨质破坏引起的骨机械性不稳。

中枢机制包括外周神经的改变使投射到大脑痛觉中枢的中央脊髓呈高敏状态。脊髓神经元显示其兴奋性增加，浅表背脚的 WRD 神经元数量增加，敏感域扩大（图 1－11）。

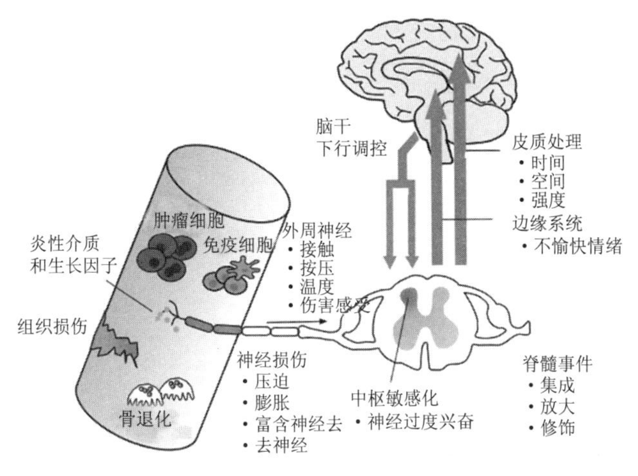

图 1－11　癌症骨痛生物学机制

问题　为什么晚期肿瘤患者疼痛十分剧烈？

癌症疼痛经常同时发生在多个部位，是涉及炎症性、神经性、缺血性、肿瘤特异性的复杂临床综合征，肿瘤直接损伤周围组织或癌细胞释放的疼痛介质可引起炎性浸润，癌细胞浸润或肿瘤组织压迫感觉神经纤维、肿瘤引起的神经过敏、骨膨胀或骨溶解引起的神经牵拉和去神经支配是神经性疼痛的主要机制。肿瘤骨转移是中晚期癌症患者疼痛的最常见原因，大约75%进展期癌症患者有骨痛的临床表现。此外，化疗和外科手术也可并发神经损伤。

问题　为什么脊柱是肿瘤最常见的骨转移部位？

骨骼是恶性肿瘤第三大常见的转移部位，仅次于肺和肝。恶性肿瘤转移有血行转移、淋巴转移和直接侵犯三大途径。脊柱作为人体的轴承骨，贯穿颈部、胸部、腹部和盆腔，与多种组织和器官相邻。脊柱与四肢骨相比，脊柱更加接近于甲状腺、肺、和腹部盆腔各脏器。多种组织恶性肿瘤可以通过脊柱动脉系统、Batson 静脉丛或者脑脊液转移至脊柱；脊柱旁恶性肿瘤可以直接侵袭脊柱。

问题 脊柱转移瘤的转移途径有哪些?

多数学者认为，人体各部分恶性肿瘤经下列途径转移至脊柱：①经动脉播散；②经椎静脉播散，Batson 静脉丛最常见；③经淋巴播散；④经蛛网膜下腔播散；⑤邻近病灶直接侵犯。脊柱转移瘤以脊柱静脉型为主，可使胸腹腔内静脉中的癌栓不进入肺与肝而进入椎静脉系统，直接转移至脊柱。

问题 哪些原发肿瘤常发生脊柱转移?

乳腺癌、前列腺癌、甲状腺癌、肺癌和骨髓瘤常发生脊柱转移。乳腺癌是女性最常见的癌症，大约 73% 的乳腺癌患者发生骨转移；前列腺癌是男性发病率最高的癌症，约 68% 的前列腺癌患者发生骨转移。甲状腺癌为 42%，肾癌为 35%，肺癌为 36%，胃肠道癌约为 5%。肿瘤发生骨转移后，近 70% 的骨转移瘤病灶位于脊柱（图 1－12）。

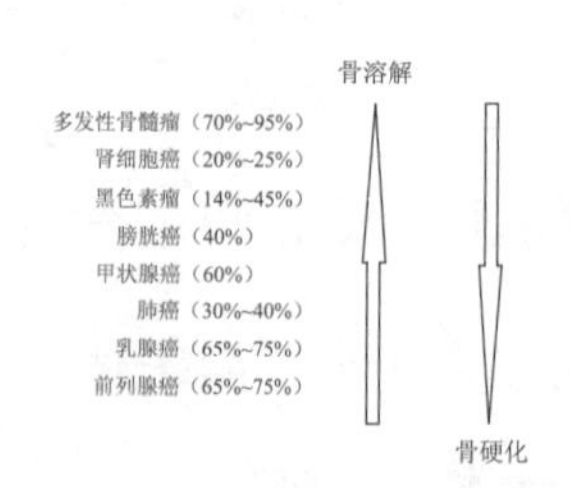

图 1－12 通过尸检和影像学获得的各类肿瘤骨转移的发生率

问题 脊柱哪些部位易受累?

脊椎由颈椎、胸椎、腰椎和骶骨组成。其中,胸椎是脊椎转移瘤最常受累的部位,60% ~80% 的脊椎转移瘤病灶位于胸椎。其次为腰椎,占 15% ~30% ,而颈椎 <15% 。据统计几乎 50% 的脊柱转移瘤患者在多个脊柱平面有转移病灶存在。颈椎转移虽然少见,但是颈椎解剖部位复杂,不但与脊髓、神经根和椎动脉毗邻,而且解剖部位较高。一旦发生颈椎转移,脊柱不稳风险高,可能造成严重的后果。

问题 为什么脊柱转移以椎体受累最常见?

脊椎骨由椎体和椎体附件组成。椎体是主要的负重部分,承担 80% 的轴向负荷。椎体体积大、血管丰富,因此脊柱各节段转移以椎体受累最常见。

问题 有什么外科手段可以缓解脊柱转移瘤带来的疼痛?

对于早期轻微的疼痛,可以通过口服止痛药来缓解,但随着机体对药物的耐受,疗效会越来越差,对于肿瘤骨转移引起的骨质破坏的患者,通过外科手段刮除病灶、重建局部机械稳定性、损毁局部神经传导可以有效缓解疼痛,预防病理性骨折。目前常用的外科手段包括鞘内注射、射频消融、椎体成形术、椎体后凸成形术及各种内固定术。

问题 MiRNA 与骨转移瘤之间有何关联?

MiRNAs 属于非编码调节性小 RNAs,19 ~20 个核糖核苷酸，在调节细胞分化、周期和凋亡通路方面发挥重要作用。miRNAs 以“基因沉默”方式在转录后水平调节基因表达，可以调控肿瘤细胞上皮间充质转变（EMT）、侵袭和转移。miRNAs 介导肿瘤骨转移，根据对肿瘤骨转移的调节效应可以分为抗肿瘤骨转移性 miRNAs 和促肿瘤骨转移性 miRNAs。一般情况下，恶性肿瘤中（尤其是骨转移发生率高的乳腺癌、甲状腺癌和前列腺癌）抗肿瘤骨转移性 miRNAs 表达下调，促肿瘤骨转移性 miRNAs 表达上调，因此总体效应表现为促进肿瘤骨转移。

问题 MiRNA“基因沉默”的原理是什么？

在细胞浆内，前体 miRNAs 在 Dicer（RNA 酶 III 家族成员）和 TAR RNA 结合蛋白（TRBP）作用下形成功能性 miRNA 双链。双链 miRNA 被剪切形成两条单链 miRNA，其中一条降解，另一条形成成熟的 miRNA，并与 Argonaute2（Ago2）蛋白聚合，形成 RNA 诱导沉默复合物（RISC），RISC 发挥“基因沉默”作用。RISC 选择性沉默靶基因，“基因沉默”依赖互补的程度。完全互补的情况下，RISC 剪切并降解 mRNA。然而，大多数情况下，完全互补罕见。不完全互补的 miRNAs/mRNA，mRNAs 主要表现为翻译受抑。miRNAs 的互补结合区域常位于 mRNA 的 3′未翻译区（UTR）。一般的长双链 RNA 也可被 Dicer 剪切形成很多小片段双链 RNA，其中一些小片段 RNA 也可以像 miRNAs 一样发挥“基因沉默”作用（图 1－13）。

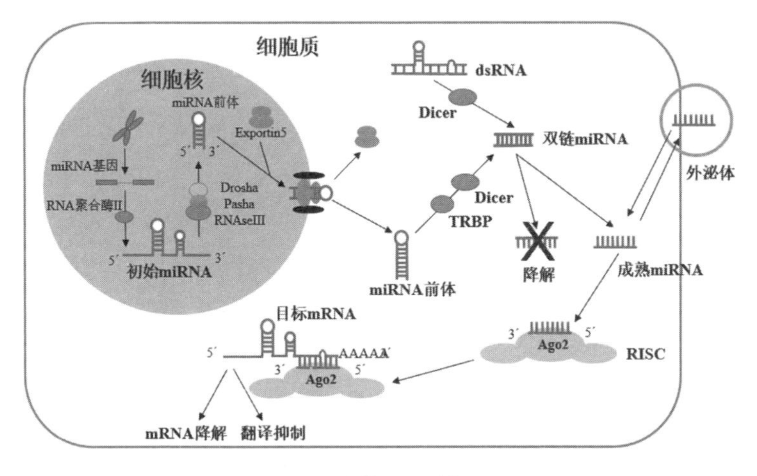

图 1－13　miRNAs“基因沉默”原理（RISC＝RNA 诱导沉默复合物）

问题 为什么说 MiRNA 对肿瘤骨转移有双重调节作用？

MiRNAs 参与调节骨转移的多个环节：上皮—间充质转变（EMT）、骨骼定植和骨质破坏“恶性循环”。我们把抑制 EMT、定植和“恶性循环”的 miRNAs 统称为抗肿瘤骨转移性 miRNAs，例如 miR-200 家族、miR-143/145、miR-34a、miR-335。促进肿瘤 EMT、定植和“恶性循环”的 miRNAs 统称为促肿瘤骨转移性 miRNAs，如 DLK1-DIO3 miRNA 家族、miR-10b、miR-21、miR-218。

问题 MiRNA 对肿瘤骨转移治疗有什么应用前景？

MiRNAs 在血液、尿液、腹膜腔渗液中含量稳定，可以作为临床诊断和预后标志以及预测化疗反应。miRNAs 治疗策略可以分为两类，一是降低促肿瘤骨转移性 miRNAs 表达（miR-

NAs灭活）；另一个是提高抗肿瘤骨转移性 miRNAs 表达（miRNAs 补充）。目前，miRNAs 治疗面临两大难题：第一，miRNAs 体内稳定性差，化学修饰、载体协助转输可能是改善 miRNAs 稳定性的有效手段；第二，转输的颗粒肿瘤特异性低。为了提高肿瘤靶向特异性，可以将肿瘤特异性标志物配体连接于包被制剂（纳米微粒等），为了提高治疗疗效避免非靶向效应，可以进行纳米颗粒和结合转输局部注射，既避免了系统性转输遭受肾脏排泄，又增强了肿瘤靶向特异性。

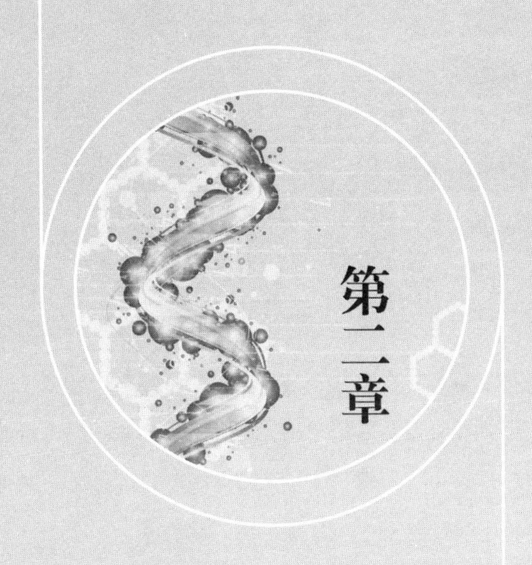

第二章

骨转移瘤与脊柱转移瘤的诊断及预后

问题 骨转移瘤的发生率是多少？

随着病情进展，60%～70% 的恶性肿瘤患者可以发展成骨转移瘤。乳腺癌骨转移的发生率约为 73%，前列腺癌约为 68%，甲状腺癌约为 42%，肾癌约为 35%，肺癌约为 36%，胃肠道癌约为 5%。

问题 为什么说早期诊断骨转移瘤至关重要？

骨转移瘤是恶性肿瘤晚期常见的并发症，是肿瘤患者生活质量（QOL）下降和早期死亡的常见原因。早期诊断至关重要，及早发现骨转移病灶，及时进行联合化疗、放疗、手术、生物疗法等可以获得有效的局部控制，利于改善生活质量，延长生存期。

问题 早期骨转移瘤和脊柱转移瘤的临床表现是什么？

60%～70% 的系统性癌症患者发展成脊柱转移瘤，然而仅 10% 的患者有症状。绝大多数骨转移患者早期均无显著的临床表现，最早的症状往往是疼痛。随着病情进展，临床表现常常与病理性骨折、高钙血症等骨相关病变有关。

问题 骨转移瘤与脊柱转移瘤的诊断手段有哪些？

同绝大多数疾病一样，骨转移瘤与脊柱转移瘤的诊断依据也包括病史采集、临床表现、临床体征、辅助检查等。明确的肿瘤病史有助于转移瘤的诊断，但并不是绝对的。转移瘤早期可能没有明显的临床表现，最早的表现往往是局部疼痛。辅助检查主要包括X线、CT、MRI、骨扫描、PET-CT，一些肿瘤血清标记物对诊断也有参考价值。

问题 骨转移瘤或脊柱转移瘤X线表现是什么？

骨转移瘤或脊柱转移瘤早期X线表现往往正常，当病灶直径大于1cm或超过50%的骨盐丢失时，X线可以显示骨密度改变或骨质破坏（图2-1）。当高度怀疑存在骨转移瘤时，应当积极完善相关影像学检查，必要时可行PET-CT检查。

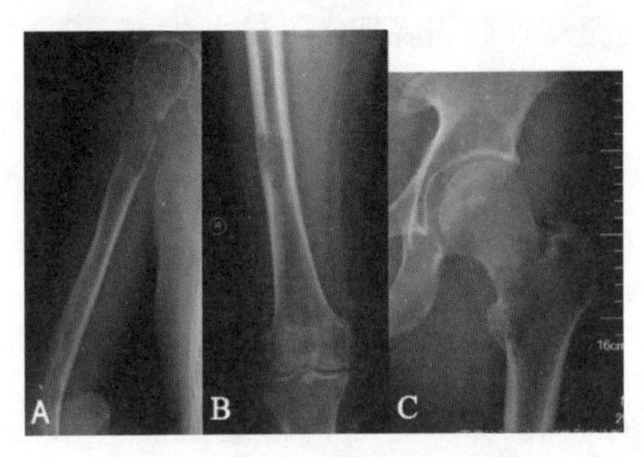

A. 肱骨近端转移瘤；B. 股骨干转移瘤；C. 股骨近端转移瘤

图2-1 骨转移瘤X线表现

问题 肿瘤患者X线检查提示骨病变就一定是肿瘤骨转移吗？

答案是不一定。X线检查是基于骨密度的改变，多种原因（如炎症、创伤、退行性改变等）都可以导致骨密度的变化，X线检查的敏感度和特异度均较低，存在假阳性和假阴性结果，因此对于X线结果异常的患者应进一步行CT、MRI或骨扫描，有条件者还可以进行PET-CT检查，但确诊仍然依赖于病理学诊断。

问题 X 线检查结果正常就能排除脊柱转移瘤吗？

不能排除，当怀疑存在脊柱转移瘤时，应当首先行脊柱 X 线平片检查，然而其敏感性较低，X 线片仅能发现直径 1cm 以上的病灶和超过 50% 的骨盐丢失。高达 40% 的病变可能无法通过 X 线发现或呈现假阴性。当肿瘤引起 50% 以上骨皮质的破坏时，X 线片可以粗略地评估病理性骨折的风险。粗略的表现中晚期骨质破坏，对肿瘤入侵椎旁和椎管的判断相当困难。

问题 骨转移瘤或脊柱转移瘤的 CT 表现是什么？

CT 可以较好地显示骨骼结构，这使得骨皮质的改变可以清楚反映出来。虽然 16/64 排螺旋 CT 在评估骨结构时提供了出色的图像质量和较高的空间分辨率，但可能无法发现没有明显骨质破坏的病灶。尽管有研究显示 CT 的敏感性只有 77.1%，明显低于 PET（86.9%）和 MRI（90.4%），特异性约为 85%，明显低于 PET 和 MRI（分别为 96% 和 93%），但其仍是治疗前的必要检查。CT 扫描可以发现 2mm 左右的脊柱转移灶，还可帮助监测椎体尤其是后壁骨质的完整性。CT 矢状面和冠状面重建有利于术前评估病理性骨折的程度。CT 的一个不足是射线伪影可能掩盖了邻近的软组织与骨骼的界限。另一个不可避免的缺点是患者暴露于低剂量射线中，尽管射线剂量可以控制的很低。

问题 骨转移瘤或脊柱转移瘤的 MRI 表现是什么？

MRI 是显示骨转移瘤的最佳方法，敏感性达 96.5%，特异性达99%。由于恶性肿瘤血行转移时首先侵犯骨髓，而骨髓中脂肪与转移瘤含水量高形成很强的对比，加之MRI空间分辨率高，故MRI对椎体及椎管内、外结构显示清楚。溶骨性转移灶在T1加权像通常表现为低信号（图2－2）；在T2加权图像上，通常认为转移瘤病灶的含水量较高，因此呈现高信号，但实际上正常椎体信号主要来自脂肪，所以T2加权图像上转移瘤病灶也可表现为低信号。注射Gd-DTPA后病灶可呈明显强化，少数呈轻度强化。成骨型转移灶在T1加权像、T2加权像上均呈低信号。混合型转移灶在T1加权像、T2加权像上均呈不均匀信号。

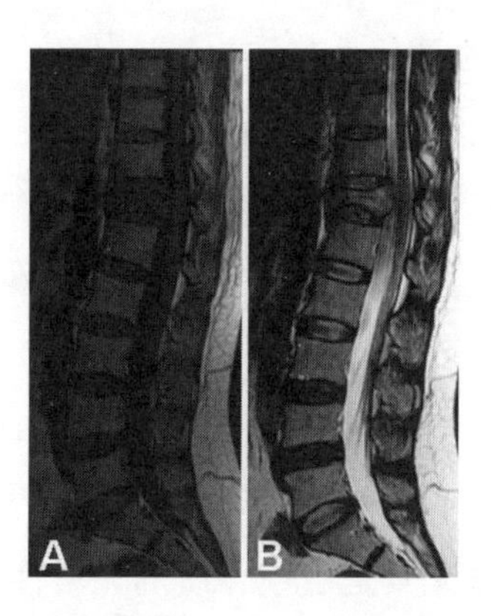

A. 病椎T1加权像呈低信号；B. 病椎T2加权像呈等或高信号

图2－2　乳腺癌脊柱转移瘤MR显示第12胸椎椎体变扁、后突

问题 对于无肿瘤病史的患者，如何鉴别骨转移瘤和多发性骨髓瘤？

根据病史很容易鉴别骨转移瘤和多发性骨髓瘤。但对于无肿瘤病史的患者如何鉴别？骨转移瘤病灶多大小不一，边缘模糊，常不伴明显的骨质疏松，病灶间的骨质信号正常。而多发性骨髓瘤的病灶大小多较一致，骨破坏区出现软组织肿块和膨胀性骨破坏的概率较高。实验室检查多发性骨髓瘤患者血清球蛋白增高，骨髓穿刺涂片可见浆细胞增生，可找到骨髓瘤细胞，尿中可出现本周蛋白。

问题 对于无肿瘤病史的患者，如何鉴别脊柱转移瘤和脊柱结核？

脊柱结核多见于年轻人，多有结核病史，有结核中毒症状。椎体破坏以前中部为主，呈“碎裂状”，椎间隙狭窄或消失，有小沙砾状死骨、椎旁干酪化脓肿钙化等。此外脊柱结核患者血沉和 C 反应蛋白也往往较高。

问题 对于无肿瘤病史的患者，如何鉴别病理性压缩骨折和骨质疏松性压缩骨折？

骨质疏松症所致压缩骨折多见于老年女性，椎体呈“双凹征”或楔状压缩椎体后缘平直，后角上翘，椎体内有长 T1 长 T2 信号存在，而肿瘤性压缩性骨折有软组织成分信号存在。

问题 脊柱转移瘤的 MRI 有何特征性表现？

脊柱转移瘤 MRI 表现特征：①多脊椎或单脊椎多发病灶多见，病灶呈长 T1 长 T2 信号。②单脊椎椎体病灶常伴形态变扁及骨皮质破坏，呈长 T1 长 T2 信号。③病变椎体多伴有附件病灶肿胀，呈长 T1 长 T2 信号。④邻近椎间盘多无明显异常信号改变。⑤Gd-DTPA 增强后病灶可呈明显强化。⑥矢状位 T1WI

及矢状位脂肪抑制技术成像显示病灶最多、最清楚。

问题 骨转移瘤或脊柱转移瘤骨扫描有哪些表现？

骨扫描的原理是将一定剂量^{99m}TC-MDP经静脉注入体内，通过血液循环到达骨骼表面，示踪剂聚集在由病变引起的反应性新生骨形成处（图2－3）。聚集的量与血流供应相关。尽管大部分转移灶表现为热结节，但部分侵袭性较强的转移瘤缺乏反应性新骨和低血供可表现为冷结节。

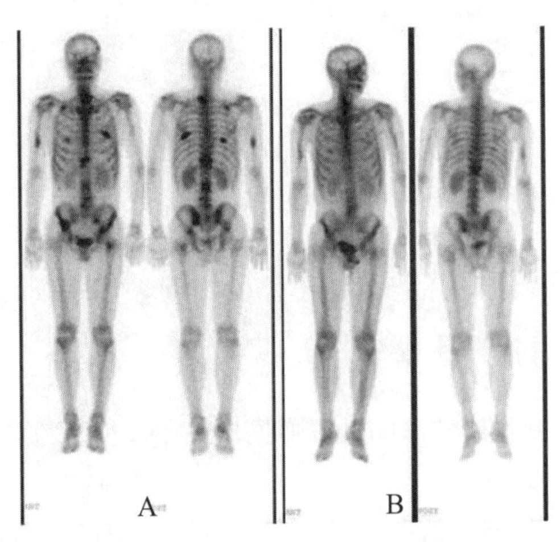

A. 放射性核素治疗前全身骨扫描；B. 放射性核素治疗后全身骨扫描

图2－3 乳腺癌多发骨转移瘤行^{89}Sr放射性核素治疗全身骨扫描

问题 骨扫描核素聚集可以明确诊断骨转移瘤吗？

虽然骨扫描的敏感性较高，但其特异性较低。示踪剂可以聚集在任何骨代谢增高的部位，此外创伤、感染、关节病、骨质疏松都可引起放射性核素的非特异性吸收。在已知原发肿瘤的患者中骨闪烁扫描显示多个高聚集区时提示骨转移，但即使在肿瘤患者中单一部位聚集也只有50%显示存在骨转移。单发多发性病灶可见于肿瘤骨转移、多发性骨髓瘤、Paget病、感染等。

问题 骨转移瘤和脊柱转移瘤影像学诊断有何优缺点?

影像学作为骨科疾病的重要检查手段，主要包括X线、CT扫描、MRI、骨扫描、PET-CT。X线简单易行，价格低廉，但敏感性特异性均较低，高达40%的病变可能无法通过X线发现或呈现假阴性。CT扫描敏感性特异性优于X线，能较X线早6个月发现病灶，还可以对病灶进行三维重建。MRI比DR、CT都更加敏感，甚至可能比放射性核素扫描更敏感，它具有直接三维成像，高软组织分辨率，能够对脊柱整体观察，准确显示肿瘤转移发生部位，对骨髓早期变化能够做出诊断。还可清晰显示椎管、硬脊膜及蛛网膜下腔等结构和受累情况，也可观察脊椎转移瘤引起的椎旁软组织肿块及其范围。骨扫描显示范围大，可以区分单发病灶、多发病灶，目前是诊断骨转移瘤的首选方法，敏感性较高但其特异性较低。PET-CT能早期诊断骨和脊柱转移瘤，且能进行全身显像，敏感度和特异度与MRI相似，但检查费用昂贵。

问题 已行CT或MRI检查还有必要做PET-CT吗?

对于原发肿瘤不明，且高度怀疑存在骨或脊柱转移瘤时，PET-CT是最佳选择。除此之外，行CT和MRI检查通常只进行局部扫描，作为治疗前的综合判断，有必要行PET-CT或骨扫描了解患者全身有无其他部位的转移，同时有助于临床分期，判断预后。局部单发转移和全身多发转移的治疗策略是完全不同的。

问题 与常规 PET 相比 PET-CT 具有什么优势？

与常规 PET 相比，PET/CT 有如下优点：①显著缩短图像采集时间，增加患者流通量，且大多数患者能够耐受双手臂上举。②提高病变定位的精确性，有利于对 PET 图像做出更好的解释，减少 PET 的假阳性与假阴性。③PET/CT 诊断的准确性优于单纯的 PET 或单纯的 CT 以及 PET 与 CT 的视觉融合。④CT的应用可避免 FDG 摄取阴性肿瘤的漏检。⑤通过 PET/CT 可从肿瘤组织的血流灌注、代谢、增殖活性、乏氧、肿瘤特异性受体、血管生成及凋亡等方面了解肿瘤生物靶体积（BTV）。

问题 骨转移瘤和脊柱转移瘤的确诊依靠什么手段？

骨转移瘤和脊柱转移瘤的诊断金标准是病理活检。临床表现和各种影像学检查有助于早期诊断、评估病情进展程度，帮助制定治疗方案，但确诊依赖于穿刺活检或术中、术后病理检查。

问题 影像学手段只能用于诊断吗？

影像学是骨科最常用也是最主要的检查手段，同时影像学也与治疗密不可分。无论是外科手术还是放射治疗，都需要对转移灶精确定位。由于椎弓根无法直视，盲打置入椎弓根钉很大程度取决于解剖标志和外科医生经验。计算机导航技术的运用很大程度弥补了盲打的不足。

问题 如何判断骨转移瘤和脊柱转移瘤骨破坏类型？

骨转移瘤和脊柱转移瘤骨破坏分为溶骨性骨破坏、成骨性骨破坏和混合性骨破坏，大多数骨转移瘤的溶骨和成骨性往往共同存在，以其中一种占优势。而绝大多数肿瘤以溶骨性骨破坏为主，如乳腺癌、肺癌、肾癌、甲状腺癌、咽癌、黑色素瘤、肾上腺癌、子宫体癌。成骨性骨破坏常见于前列腺癌，混合性改变常见于卵巢癌、睾丸癌、宫颈癌。溶骨性骨破坏在影像学上常表现为骨密度降低、骨缺损等，成骨性骨破坏表现为骨密度不均匀增高、骨质破坏、异常骨化等。此外血清或尿液中溶骨标志物的升高也提示溶骨性改变。

问题　脊柱转移瘤溶骨性转移有哪些影像学表现?

骨破坏呈浸润性不规则斑点及斑块状改变，有的呈膨胀性改变，有单个或多发圆形透亮区，多数累及椎体及附件，以椎弓根受累较多见。椎间隙无明显狭窄及破坏，椎体溶骨性破坏常伴有病理性骨折，椎体成楔形或塌陷（图 2－4）。

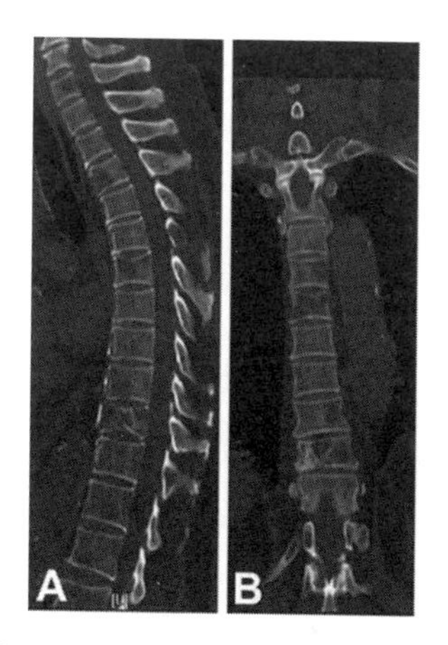

A. 矢状位 CT 重建片；B. 冠状位 CT 重建片

图 2－4　肺癌溶骨性脊柱转移瘤 CT

问题 脊柱转移瘤成骨性转移有哪些影像学表现?

脊柱转移瘤成骨性转移多表现为弥漫性散在斑点状高密度影，也可见多个椎体孤立密度增高影或骨小梁增粗融合的局灶性密度增高（图2－5）。成骨转移发生在椎体附件者少见。

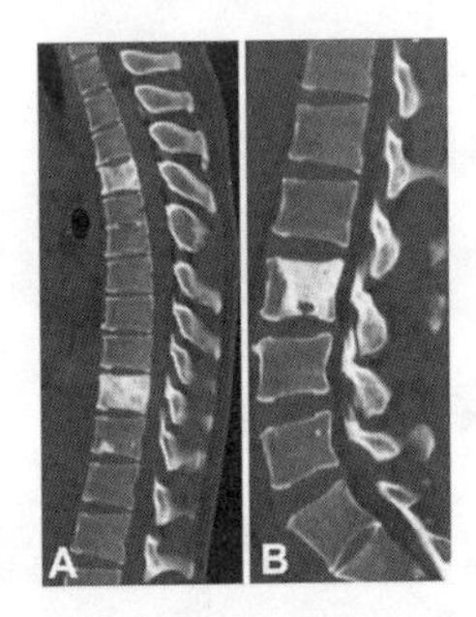

A. 胸椎矢状位CT重建片；B. 腰椎矢状位CT重建片

图2－5 成骨硬化性脊柱转移瘤

问题 脊柱转移瘤混合性转移有哪些影像学表现?

乳腺癌、肺癌转移瘤通常是溶骨性的，偶见混合性，病变主要表现为椎体的骨质破坏塌陷与骨质增生间杂存在（图2－6）。

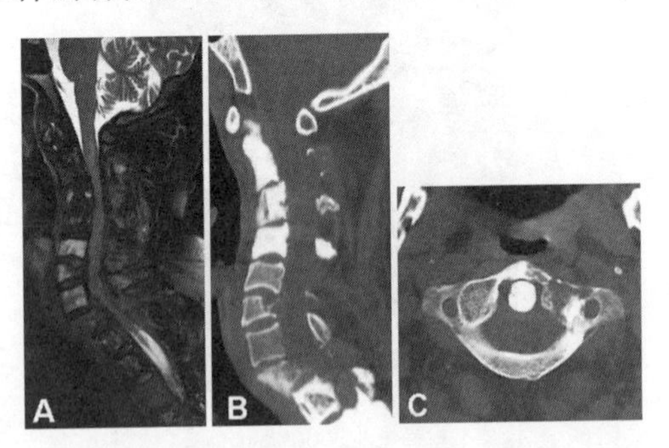

A. T2加权像抑脂像矢状位核磁片；B. 矢状位CT重建片；C. CT平扫片

图2－6 肺癌混合性脊柱转移瘤

问题 脊柱转移瘤椎旁软组织肌肉受累有哪些影像学表现?

椎体皮质侵蚀破坏与肿胀的周围软组织肿块影、腰大肌相连在一起。骨性椎管受累表现为椎管破坏、变形，瘤体突入椎管造成椎管狭窄，并可见脊髓受累的程度，为临床治疗提供准确的影像资料（图2－7）。椎间盘受累较少见，表现为椎间盘局限性或斑片状破坏影。

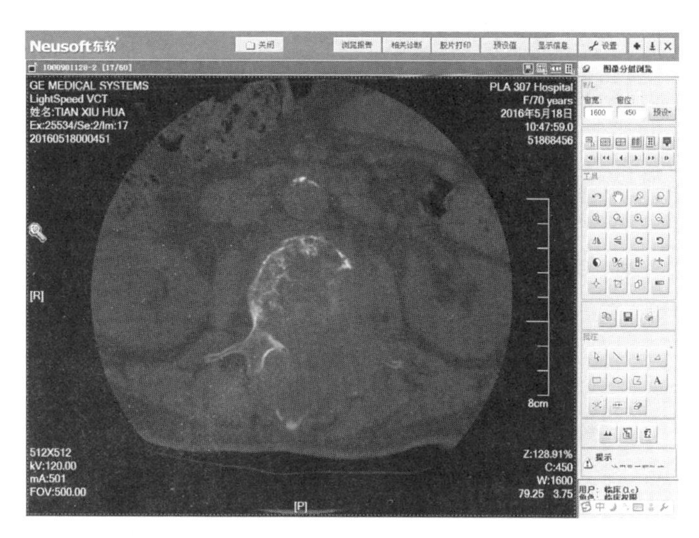

图2－7　肺癌脊柱转移瘤脊髓压迫，椎旁软组织受累

问题 血清学检测可以用于骨转移瘤的诊断吗?

从理论上而言，肿瘤骨转移代谢活动的改变要早于影像学发现的形态学改变，且骨标记物检测具有低成本、精确定量等优点。但是成骨和溶骨活动是同时存在的，两种活动的耦联使得骨标记物的改变缺乏疾病特异性。此外骨标记物的生成和释放受到多种因素的影响，性别、年龄、月经都会影响骨标记物的水平，参考值的选择也有人群差异。因此目前血清学检测在骨转移瘤诊断上作用不是很明显，但是很有前景。

问题 骨代谢标记物用于骨转移瘤的诊断和病情监测的依据是什么？

正常的骨组织无时无刻都存在溶骨和成骨活动，二者处于动态平衡，参与代谢的各种细胞因子的水平也相对稳定。但肿瘤发生骨转移时，这种平衡就被打破了，可导致各种正常的细胞因子异常表达或表达一些异常的细胞因子。通过检测体内这些代谢产物可以间接了解骨代谢活动，判断骨转移瘤的发生与否及进展情况。

问题 目前骨转移瘤和脊柱转移瘤的实验室检查有哪些？

虽然影像学检查是骨转移瘤的主要检查手段，但是实验室检查在脊柱转移瘤的诊断中也是不可或缺的，溶骨性生化指标血 ICTP、尿 NTx 和 TRACP 及成骨性代谢指标 BALP 和 PINP 近年来在临床中的应用日益广泛，它们可以反映骨转移的负荷程度，可用来早期诊断、评价肿瘤病程发展及预后。

问题 哪些骨代谢标记物可能与骨转移瘤相关？

研究发现，骨源性碱性磷酸酶（BALP）、骨钙蛋白（OC）、Ⅰ型前胶原氨基端前肽（PINP）、硬化蛋白（Sclerostin）和 DKK1 是骨形成标记物；尿吡啶酚（PYD）、脱氧吡啶酚（DPD）、Ⅰ型胶原交联氨基末端肽（NTX）、Ⅰ型胶原交联羧基末端肽（ICTP）、抗酒石酸酸性磷酸酶5b（TRAP5b）、骨唾液酸蛋白（BSP）、骨桥蛋白（OPN）、核因子κβ受体活化因子配体（RANKL）和骨保护素（OPG）是骨吸收标记物。

问题 骨代谢标记物检测在骨转移瘤诊断中的地位如何?

由于各种标记物在骨转移骨代谢过程中出现的时间不同，存在性别、年龄、激素水平等个体差异与检测方法学差异，目前许多研究结论尚不统一，尚没有明确的推荐骨标记物作为肿瘤骨转移的诊断指标，但是多种标记物的联合、动态测定有着重要价值。骨标记物检测不能替代骨扫描、影像学、肿瘤标记物和病理学诊断。

问题 骨代谢标记物有什么临床价值?

目前骨转移瘤的诊断主要依靠影像学检查。理论上来看，肿瘤骨转移代谢活动的改变要早于影像学发现的形态学改变，且骨标记物检测具有低成本，精确定量等优点。骨标记物的改变与骨代谢活动密切相关，而成骨和溶骨活动通常也不是单独存在的，两种活动的耦联出现使得骨标记物的改变缺乏疾病特异性。此外骨标记物的生成和释放受到多种因素的影响，性别、年龄、月经都会影响骨标记物的水平，参考值的选择也是有人群差异的。由于目前尚无真正统一的正常与异常值的界定标准，各医疗机构一般根据各自选用的ELISA试剂盒说明书采用其正常值范围的上限作为临界值。

问题 骨代谢标记物有哪些?

骨代谢标记物包括骨吸收标记物和骨形成标记物，骨形成标记物包括骨源性碱性磷酸酶、骨钙蛋白、Ⅰ型前胶原氨基端前肽、硬化蛋白和 DKK1；骨吸收标记物包括尿吡啶酚、脱氧吡啶酚、Ⅰ型胶原交联氨基末端肽、Ⅰ型胶原交联羧基末端肽、抗酒石酸酸性磷酸酶 5b、骨唾液酸蛋白、骨桥蛋白、核因子 κβ 受体活化因子配体和骨保护素。

问题 骨转移瘤存在哪些危害?

肿瘤骨转移引起的骨质破坏可以产生多种并发症，最常见的有疼痛、行动受损、高钙血症、病理性骨折和脊髓压迫症（又称为骨相关事件），严重影响患者生活质量，降低生存期。

问题 什么是高钙血症，有哪些危害?

高钙血症是指各种原因引起的血清离子钙浓度的异常升高（ >2. 75mmol/L），骨转移瘤引起高钙血症主要是因为骨质的溶骨性破坏，大量骨钙进入血液循环。高钙血症的患者可能出现厌食、恶心、呕吐、便秘；乏力、肌肉疲劳、肌张力减低、烦渴、多尿；嗜睡、神志不清，甚至昏迷。

问题 什么是病理性骨折，有什么危害?

骨转移瘤可以引起骨密度降低、溶骨性破坏，降低骨质的抗压能力，在正常生理负荷下即有可能发生骨折。病理性骨折会引发剧烈疼痛、局部的功能障碍，压迫脊髓时可能发生瘫痪，极大的影响患者生活质量。老年患者或身体状况较差的患者可能因为长期卧床发生静脉血栓、坠积性肺炎而危及生命。

问题 哪些部位容易发生病理性骨折？

病理性骨折较常发生于承重骨（图 2－8），例如股骨近端、椎体、肱骨近端，此外肋骨也较常出现病理性骨折。

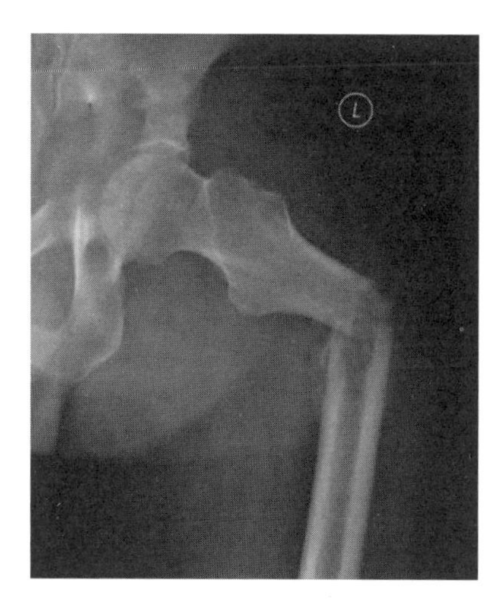

图 2－8　肾癌左侧髋臼溶骨性破坏左侧股骨近端病理性骨折

问题 为什么骨转移瘤患者会出现严重的疼痛？

骨痛是骨转移瘤患者疼痛的最主要原因，包括病理骨折引起的机械性疼痛和非机械性疼痛。机械性疼痛可以通过开放或微创手术有效缓解，非机械性疼痛是一种难治性疼痛，常规镇痛方案很难缓解。

问题 骨转移瘤患者预后如何？

恶性肿瘤患者一旦出现骨转移，即提示病情进展为晚期，因此患者预后较差，原发肿瘤不同，患者生存期也有所差异。同时骨转移的患者发生骨相关事件的风险大大增加，一旦发生骨相关事件，便会严重影响生活质量，耽误全身治疗，此外疼痛、运动功能的丧失还严重影响患者积极配合治疗的信心，增加医疗费用，增加护理难度。

问题 什么是脊柱转移瘤预后预测研究？

脊柱转移瘤的预后预测研究主要包括三类：预测影响整体生存期危险因素的研究；确定影响 MSCC 和（或）脊柱压缩性骨折术后及放疗后生存期危险因素的研究；评估脊柱转移瘤进展至 MSCC 和（或）脊柱压缩性骨折临床或影像学危险因素的研究。

问题 为什么要进行脊柱转移瘤预后预测研究？

脊柱转移瘤的预后预测研究的目的是：避免过度医疗，规避手术风险；在患者健康恶化之前，合理选择治疗模式；明确风险因素，降低激进性手术术后并发症率；为干预性治疗的选择提供依据。

问题 脊柱转移瘤预后预测研究有哪些进展？

自 1990 年 Tokuhashi 评分诞生以来，目前预测脊柱转移瘤生存期的评分系统包括：修订后的 Tokuhashi 评分、修订后的

Tomita 评分、Bauer 评分、Linden 评分、Rades 评分、Katagiri 评分、Dutch 模型评分、RRRP 等评分，其中研究最多、应用最广的是修订后的 Tokuhashi 评分和 Tomita 评分。

问题 什么是 Tokuhashi 评分？

1990 年，Tokuhashi 等人提出了一项脊柱转移瘤预后评分系统，并于 2005 年进行了一次修订，修订后的评分系统包括：一般状况（Karnofsky 评分）；脊椎转移瘤数量；内脏转移数量；脊柱外骨转移数量；原发肿瘤类型；脊髓损害的严重程度（Frankel 分级）。每个参数 0～5 分不等，总分 15 分。<8 分提示生存期不足 6 个月。9～12 分提示生存期 6～12 个月，>12 分提示生存期 >1 年。

问题 什么是 Tomita 评分？

2001 年，Tomita 等发明了一种较为简便的评分系统，2009 年 Kawahara 等人对此评分进行了修订，包括 3 个参数：原发肿瘤类型；有无内脏转移；骨转移数量。每个参数 0～4 分不等，共 10 分。然而，与 Tokuhashi 评分系统相反，此系统分数越低提示预后越好。

问题 哪些因素影响肿瘤骨转移和脊柱转移瘤患者预后？

目前关于影响骨转移瘤预后的因素尚未达成共识，但绝大多数研究认为原发肿瘤类型、有无内脏转移、骨转移数量、治疗手段是影响预后的重要因素。此外，部分研究认为患者一般状况、神经功能、年龄等也是影响预后的重要因素。

问题 影响脊柱转移瘤术后行走能力的因素有哪些?

研究证实，脊柱转移瘤术后行走能力主要取决于术前行走能力和身体状态。此外患者出现行走功能障碍与手术间隔时间、手术是否充分减压、术后是否出现严重并发症等有很大关系。

问题 脊柱转移瘤患者术前行走能力影响术后生存期吗?

关于“术前行走能力是否影响生存期”尚有争议，但研究证实术前行走能力直接影响患者术后行走能力，部分研究表明术后行走障碍的患者生存期较短，但这可能与长期卧床护理不当引起的感染、深静脉血栓等并发症以及患者心理因素等相关。

问题 为什么术前评估患者预期生存期很关键?

一旦肿瘤出现骨转移，即处于肿瘤晚期，预后较差，术前评估患者寿命，对于指导治疗是十分重要的。目前普遍认为对于预期生存期 <3 个月的骨转移瘤患者不推荐手术、放疗和化疗，重点进行对症处理，支持疗法；预期寿命 >6 个月的患者可以进行放疗、化学治疗、姑息性手术治疗；预期寿命 >12 个月的患者可以进行姑息性手术或全脊椎病灶切除联合放疗和化疗。

问题 手术可以延长脊柱转移瘤患者生存期吗?

脊柱转移瘤患者预期生存期较短，对于单一的椎体转移瘤，脊椎全切术可以实现病灶完全清除，延长生存期。现在绝大多数手术是姑息性手术，治疗的目的主要是减轻疼痛、维持或改善神经功能、改善生活质量，对于生存期的影响较小。

问题 哪些原发肿瘤类型患者预后较好?

一般来说乳腺癌、甲状腺癌骨转移患者较肾癌、前列腺癌、结直肠癌患者生存预后好，肺癌、肝癌、胃癌和食管癌患者生存预后最差。

问题 乳腺癌骨转移患者生存期大约是多少?

在所有恶性肿瘤中，乳腺癌的预后是相对较好的，随着早期诊断，手术方式的改进，内科综合治疗的进步，乳腺癌五年存活率可以达到80%以上。但肿瘤骨转移患者生存期较短，乳腺癌骨转移患者的中位生存期约为20个月。有研究者对367例的骨转移患者进行随访，伴随其他器官转移的患者的中位生存期是1.6年，单纯骨转移患者的中位生存期是2.6年。

问题 前列腺癌骨转移患者生存期大约是多少?

影响肿瘤骨转移瘤患者的生存因素很多，由于疾病本身的进展情况、治疗手段、患者身体状况等不同，不同的研究人群患者生存期差异很大。根据国外相关文献的报道前列腺癌骨转移患者中位生存期7.3~20.1个月。

问题 脊柱不稳定性预测有何价值?

不稳定的脊柱在正常或过度活动时出现疼痛，存在病理性骨折的风险，可能导致脊髓及神经根的压迫损伤。脊柱不稳带来的严重的轴性疼痛和病理性骨折是脊柱转移瘤的一个常见并发症，由此引起的脊髓压迫、瘫痪甚至死亡给脊柱外科医生带来了巨大的挑战。如果可以早期识别脊柱不稳，预测病理性骨折风险，及时采取稳定性手术，会大大改善脊柱转移瘤患者的生活质量并延长生存期。

问题 哪些因素可能影响脊柱稳定性？

2010 年脊柱肿瘤研究协会根据肿瘤位置、疼痛、骨破坏类型、脊柱力线、椎体塌陷程度及脊柱后外侧累及程度六个方面，建立了脊柱肿瘤不稳定评分（SINS 评分）。该系统中认为病灶的位置是最为重要的评价因素，病灶累及椎体联合区（如颈胸椎交界区）稳定性比移动椎（颈椎腰椎）稳定性差；持续性疼痛提示不稳；溶骨性破坏较成骨性和混合性更加不稳；最后椎体后侧受累也提示不稳。六项评估得分总和在 0 ~ 6 分表示稳定，7 ~ 12 分表示潜在性不稳定，13 ~ 18 分表示不稳定。

问题 有哪些方法可以改善脊柱不稳定性？

改善脊柱不稳定性的常用方法包括自体和异体骨移植、人工椎体、钉棒内固定、钛笼植入、经皮椎体后凸成形等。手术路径可以是单纯前路、后路，也可以前后联合入路。预期生存期较长的患者可以考虑自体或异体骨植入。预期生存期 >6 个月的患者在进行肿瘤切除或椎管减压的同时可以施行钉棒内固定。对于单纯椎体不稳或不能耐受开放手术的椎体不稳患者，经皮椎体后凸成形术是最佳选择，在透视下直接向椎体内注入骨水泥，可以增强椎体稳定性，预防骨折。

问题 什么是 Mirels 评分？

Mirels 评分是长骨转移瘤病理性骨折的评分系统。Mirels 评分标准的四个参数分别为病灶位置、病灶大小、行走时疼痛和溶骨或成骨性病灶。每一个参数均分为 1、2 或 3 分。因转子间和下病灶骨折的风险比上下肢其他病灶均高，所以转子间和下病灶得分高。此外，行走时疼痛（功能性疼痛）、溶骨性病灶和病灶较大（超过 2/3 的皮质受累）得分高。当得分≥9 提示超过 33% 的骨折可能性，这种病灶应该进行预防性手术；当得分≤7 提示骨折可能性 5% 左右，这种病灶可以进行非手术治疗。有研究表明该评分系统敏感性 91%，特异性 35%，有实用价值，值得推广。

问题 Katagiri 长骨转移瘤预后评分系统内容是什么？

Katagiri 长骨转移瘤预后评分系统包含了肿瘤原发部位、内脏转移、实验室数据、ECOG 评分、先前化疗、多发性骨转移瘤六个因素，每项 0 ~ 3 分不等，总分 10 分，评分≤3 分，因复发率增高，推荐长期放疗，为实现长期控制推荐长骨转移瘤病灶切除与重建术；评分≥7 分，推荐微创性手术或者简单固定长骨转移瘤病理性骨折患者；评分为 4 ~ 6 分，推荐下肢骨转移瘤患者进行病灶切除与重建或者内固定骨水泥填充。

问题 不同肿瘤类型的脊柱转移患者的预后有什么差异？

不同原发肿瘤类型的脊柱转移瘤患者预后是不同的，一般认为肺癌、肝癌、胃癌、食管癌、胰腺癌及肿瘤来源未知的患者预后较差，而甲状腺癌、乳腺癌、前列腺癌患者预后较好。不同类型的肺癌患者预后也不同，非小细胞肺癌患者6个月和1年预期生存率分别37.1%和14.6%。小细胞肺癌患者6个月和1年预期生存率分别36.8%和5.3%。乳腺癌和前列腺癌骨转移的两年生存率则相对较高（约为44%）。据统计仅有10%～20%的脊柱转移瘤患者在诊断后能生存2年。

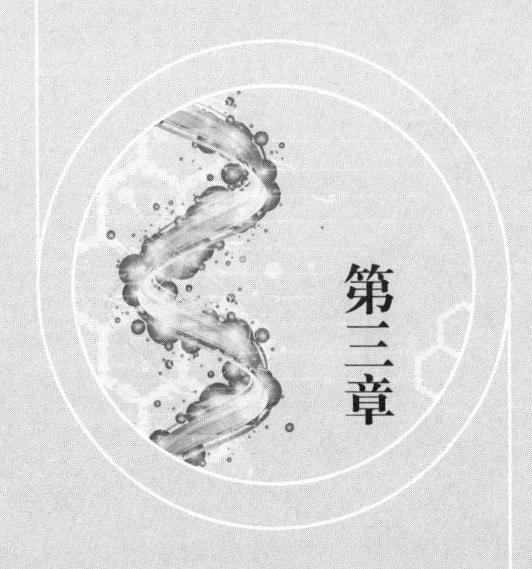

第三章

骨转移瘤的外科治疗

问题 骨转移瘤外科治疗的目标是什么?

骨转移瘤的治疗目的是维持或改善生活质量，控制疾病和尽可能治愈。检查发现的无症状性转移瘤患者需要接受系统性内科治疗和放射治疗，目的主要在于控制疾病和预防 SREs（包括：疼痛、脊髓受压和骨折）。对于有症状的转移性病灶，治疗目的在于缓解疼痛，维持行走和神经功能。

问题 骨转移瘤外科治疗有哪些手段?

外科治疗主要是病灶清除、恢复稳定性和功能重建，包括微创手术和开放手术。微创手术主要有转移灶的动脉栓塞、射频消融、高能超声聚焦刀（HIFU）、椎体成形术、经皮内固定等，开放手术包括病灶清除术 + 髓内钉/钢板/骨水泥或非骨水泥内固定和假体关节成形术、脊椎全切 + 钛笼植入、姑息性椎管减压内固定术等。

问题 骨转移瘤会出现哪些并发症?

骨转移可以造成相当多的并发症，包括骨痛、行动受损、高钙血症、病理性骨折、脊髓和神经根压迫以及骨髓浸润。有研究发现 29% 的乳腺癌患者第一次复发转移可出现一个或多个骨并发症。17% 的患者出现高钙血症，16% 的患者出现病理性骨折，3% 的患者出现脊髓压迫。在 254 例多发性骨髓瘤患者中，影像学评估诊断出 54% 的患者存在病理性骨折，33% 的患者存在高钙血症，75% 的患者有骨痛，其中 50% 发生在背部，20% 发生在肋骨，上肢和下肢均为 7% 。

问题 高钙血症有什么危害？

高钙血症可能是最常见的恶性肿瘤的代谢性并发症，由于它的发病率非常高，所以临床上非常重要。如果不及时治疗，中度和重度（血钙浓度大于3.0mmol/L）的高钙血症，将会引起严重的临床症状，造成胃肠道、肾脏和中枢系统的紊乱。当血钙含量极高时，肾功能和意识出现障碍，会死于心律失常和急性肾功能衰竭。高钙血症在肺鳞癌，乳腺癌和肾腺癌中最常出现。

问题 骨转移瘤骨痛有什么特点？

骨骼疼痛主要表现为阵发性疼痛或者“夜间痛”，疼痛具有持续性、渐进性，严重影响患者睡眠且与体位无关，一般口服止痛药难以缓解，负重性疼痛或剧烈疼痛提示即将骨折。

问题 哪些手段可以缓解癌症骨痛？

骨转移相关的疼痛治疗包括以下几个方面：全身止痛、鞘内止痛、糖皮质激素、放疗（外照射和放射性药物）、消融技术（射频消融术和冷冻消融术）、二膦酸盐、化疗药物、RANKL-RANK相互作用抑制剂（狄诺塞麦）、激素疗法、介入技术（椎体后凸成形术）和手术方法。

问题 长骨转移瘤发生率是多少？

长骨包括下肢长骨（股骨、胫骨和腓骨）和上肢长骨（肱骨、桡骨和尺骨）。长骨转移瘤占骨转移瘤的20%～60%，以股骨近端和肱骨近端受累为主，膝关节和肘关节远端骨转移瘤少见。典型的长骨转移瘤患者表现为恶性肿瘤病史和骨骼疼痛。

问题 长骨转移瘤治疗的重点是什么？

长骨转移瘤的治疗围绕预防病理性骨折和治疗病理性骨折开展，以缓解疼痛和提高患者生活质量为目的。治疗手段主要包括手术治疗（病灶清除、结构重建）、微创治疗（射频消融、血管栓塞）、放疗、肿瘤内科治疗（二膦酸盐、激素疗法等）。

问题 长骨转移瘤外科治疗要注意什么？

四肢长骨转移是否需要手术干预主要取决于患者的预期寿命，而手术方式的选择除了要考虑患者的预期生存期外，还应考虑解剖学部位（骨干或骨端）、骨转移瘤数目、机械稳定性（病理性骨折或即将骨折）以及肿瘤对非手术治疗的反应等。

问题 为什么长骨转移瘤中股骨近端骨折最常见？

股骨近端是人体主要的承重部位，行走时承重达体重3倍，上楼梯时达7倍，并且由于解剖学特点其受机械扭曲也很大。股骨近端骨转移瘤病理性骨折发生率远高于其他部位。对于股骨近端即将骨折和病理性骨折患者，生存期大于3个月，我们均推荐手术。由于股骨近端机械扭曲和轴重较大，因此对解剖复位和承重功能的要求高。根据患者的生理解剖特点可以个体化定制肿瘤假体，更加符合个体解剖力学特点，最大限度地恢复承重和行走功能。

问题 对于股骨转移瘤存在高骨折风险的患者有什么好的选择?

经皮股骨成形术是一种微创手术，类似于椎体成形术。近年来，经皮股骨成形术的运用逐渐兴起。单纯的骨成形术在生物力学方面有缺陷，若仅行经皮骨成形术，1年后病理性骨折的发生率为40.6%，特别是骨皮质破坏大于30mm或者小转子区域有骨折病史时。目前的证据支持股骨成形术，它能有效缓解疼痛，提高患者生活质量，主要适用于皮质受累<30mm及没有小转子骨折病史的患者。基于此发展起来的内固定联合骨成形术更是克服了单纯骨成形术生物力学不稳的问题。它们也许是股骨近端骨转移瘤即将骨折患者的良好选择。

问题 股骨近端转移瘤假体置换存在哪些问题?

目前股骨近端转移瘤假体置换存在的主要问题是髋关节不稳和脱位（手术损伤附着于股骨近端的肌肉和韧带）。通过下列方法可以加强髋关节稳定性：①增大假体股骨头（28~32mm），尽量减少关节囊损伤，使关节囊能够闭合假体股骨颈，必要时采用材料修补。②移植假体复合重建（APC），APC与模型假体最大的区别是，APC可将分离的肌腱和韧带缝合至假体。但是，这种移植术的并发症高，这与以缓解症状和预防并发症为目的的手术初衷相违背，因此仍推荐模型假体置换。③术后佩戴矫形器1个月（图3-1）。

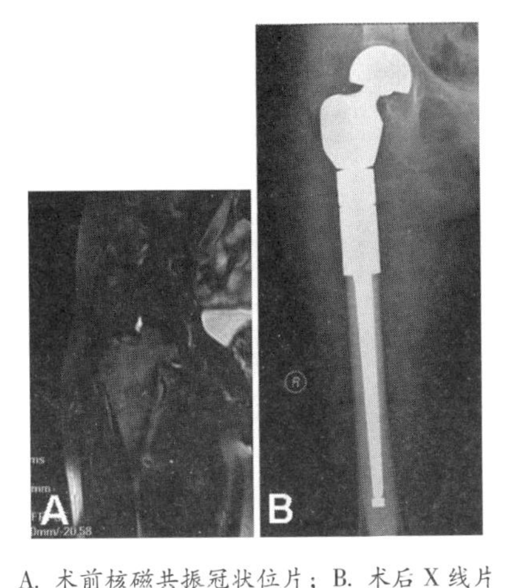

A. 术前核磁共振冠状位片；B. 术后 X 线片

图 3-1　肺癌股骨近端骨转移行瘤体大段切除股骨近端肿瘤假体置换术

问题 为什么转移瘤股骨颈骨折优先考虑假体置换?

假体置换（EPR）能够很好地治疗继发于恶性肿瘤的股骨颈骨折。因其位置较深，切开复位和内固定术失败率非常高，假体置换是其最好的选择。骨水泥型半髋关节置换术能有效地缓解患者疼痛和改善功能预后。Rinkes 等对 34 例急性或即将股骨颈病理性骨折患者进行骨水泥型半髋关节置换术。在术后所有患者的疼痛得到缓解，27 名患者（79%）能够在术后 9 天内行走，并发症主要包括假体松动（1 例）和脱位（2 例），平均生存期达 17 个月。何祖胜等对 20 例股骨近端转移瘤病理性骨折进行外科手术治疗，其中股骨颈骨折 7 例，进行骨水泥型半髋关节置换术。所有的患者术后局部疼痛症状均即刻缓解，2 周内均能拄拐杖下地，3 周左右均能弃拐行走生活自理。假体置换治疗股骨颈骨折的疗效是值得肯定的。

问题 股骨近端转移瘤髓内钉和假体置换术谁更值得推荐？

以前认为髓内钉相对经济，对组织的破坏少，预后应该要好于假体置换（图3－2）。但是，最近关于髓内钉与假体置换患者行走功能预后、生存期、移植物生存期和术后并发症的比较结果与上述观点不同。目前研究显示，髓内钉和假体的行走功能预后、患者的生存期和术后短期并发症均相似，两者移植物的生存期也均明显大于患者的生存期。但是假体1年后的并发症（远期并发症）比髓内钉明显少，假体置换的失败率和更换植入物概率均明显比髓内钉低，以及假体植入物的可使用生存期比髓内钉长。因此，有理由认为假体置换在预防远期并发症、成功率和植入物可使用生存期方面均优于髓内钉固定。但是，关于患者的行走功能预后、患者生存期及假体植入物生存期比髓内钉长的临床意义是什么等均没有定论。

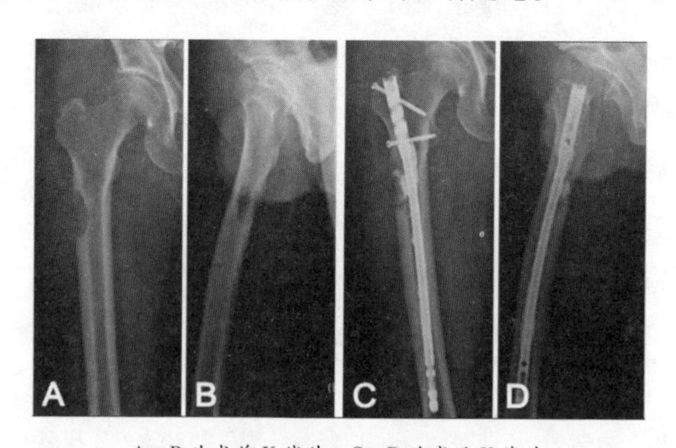

A、B为术前X线片；C、D为术后X线片

图3－2　肺癌股骨干骨转移溶骨性破坏（1/3～2/3）行肿瘤刮除骨水泥填充髓内钉固定

问题 肱骨近端转移瘤假体置换术后会出现肩关节不稳，术中应如何避免？

手术过程切除肩袖及损伤腋神经导致三角肌萎缩，这使得重建后的肩关节常向前上方脱位。下列方法可以增强肩关节稳定性和提高手臂功能：①用不可吸收线将肩袖、三角肌和胸大肌准确缝合附着于假体，但是并不能达到防止术后肩关节脱位的效果。②手臂肩峰悬吊绷带。③使用聚丙烯非降解人工补片重建盂肱关节囊。补片重建时应注意：将盂肱关节周围剩余的肌肉组织包囊缝合于补片上；切除肿瘤过程必须遵守肿瘤学原则进行，不能为了保留肩关节功能而牺牲肿瘤切除范围；人工肱骨头直径应 < 40mm，重建后的肱骨近端长度较术前宁短勿长。

问题 累及膝关节或踝关节的转移瘤如何处理？

膝关节和踝关节负重力呈压缩性，拉伸和旋转力比股骨近端低，因此骨折风险也比股骨近端低。病灶累及膝关节干骺端1/2以下，宜采用病灶切开刮除 + 骨水泥填充和钢板固定（图3 -3，图3 -4）；病灶累及干骺端1/2以上，提倡进行瘤段切除 + 肿瘤假体重建。胫骨远端切除后，目前没有合适的假体装置能替代胫骨远端踝关节。运用自体或异体骨移植固定踝关节，并用胫骨髓内钉固定最为常用。髓内钉近端固定于胫骨近端，远端固定于距骨和跟骨，以利于早期负重。

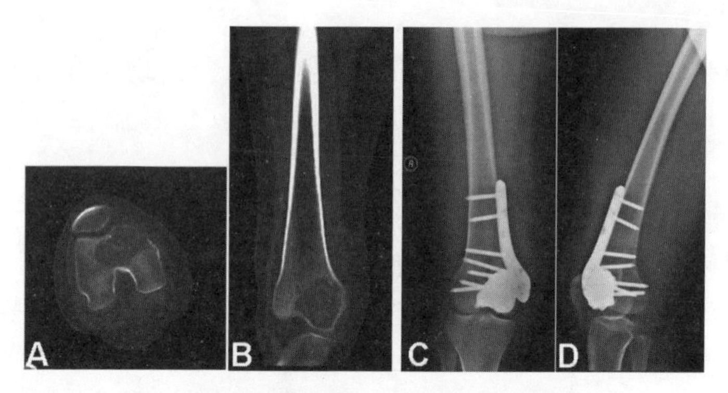

A、B 为术前 X 线片；C、D 为术后 X 线片

图 3－3　股骨远端骨转移瘤行病灶切开刮除骨水泥填充钢板固定

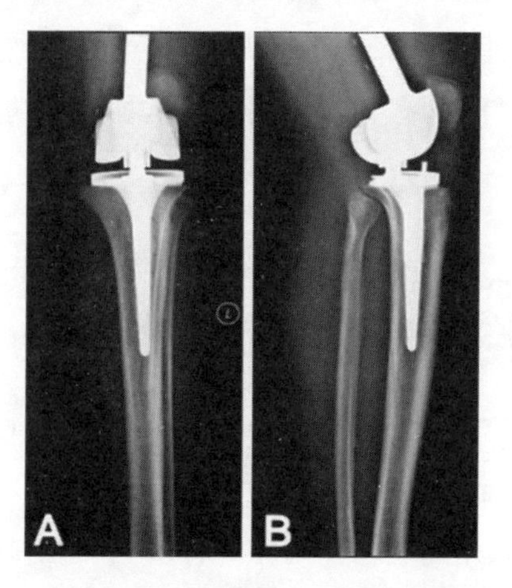

图 3－4　股骨远端骨转移行瘤段切除膝关节肿瘤假体置换重建术后 X 线片

问题 累及肘关节的转移瘤如何处理？

上肢前臂骨虽不承重，骨折风险低于下肢骨，但患者基本日常生活自理能力的维持需要上肢骨及关节具有相应的功能。髓内钉内固定不适于肱骨远端和桡尺骨近端骨转移。假体置换能明显改善肘关节的功能预后，提高患者的生活质量，但同时手术风险高，适用于预期生存期较长的患者。骨水泥小 T 型钢板能有效固定骨折部位，缓解患者疼痛以及改善功能预后，但术后复发概率较大。不适宜接受手术的患者可以接受单纯放疗和姑息性护理。

问题 长骨转移瘤射频热消融术（RFTA）有什么价值？

CT 引导下定位病变组织，通过微创手段直达病灶，消融病变组织以达到治疗目的。RFTA 在骨样骨瘤中的治疗疗效已经得到验证，同时也是疼痛性骨转移瘤姑息性或辅助性治疗的选择。Ogura 等提出 RFTA 联合预防性内固定可以预防骨转移瘤患者肿瘤播散以及降低术中出血量。适用患者应满足下列所有条件：①长骨即将骨折；②需要髓内钉固定（即没有达到病灶切除 + 假体置换的指针）；③骨肿瘤血管丰富（例如：骨髓瘤、肾细胞癌、甲状腺癌和肝癌骨转移瘤）；④放疗抵抗。RFTA 在缓解长骨转移瘤患者疼痛和肿瘤局部控制方面前景很大。但是，目前还没有大型的流行病学数据报道。有学者比较长骨转移瘤患者手术联合 RFA 与手术联合放疗的疗效，发现手术联合 RFA 12 周时疼痛缓解率更高（53%，20%）。

问题 什么是经皮骨水泥成形术（PCP）？

PCP 是一种微创手术，手术过程类似于经皮椎体成形术。PCP 与传统的开放性手术相比，PCP 手术创伤小、患者恢复快并且患者疼痛缓解明显。PCP 在长骨转移瘤的治疗中以股骨、肱骨转移瘤的报道最多，手术最常见的并发症是骨水泥外渗，但很少出现严重的临床症状（图3－5）。符合手术指针的患者应满足：①患者生命体征稳定，没有严重的心肺疾病或局部炎症和溃疡；②溶骨性病灶，病灶周围的皮质应完整（尤其病灶位于股骨距时）；③没有病理性骨折。

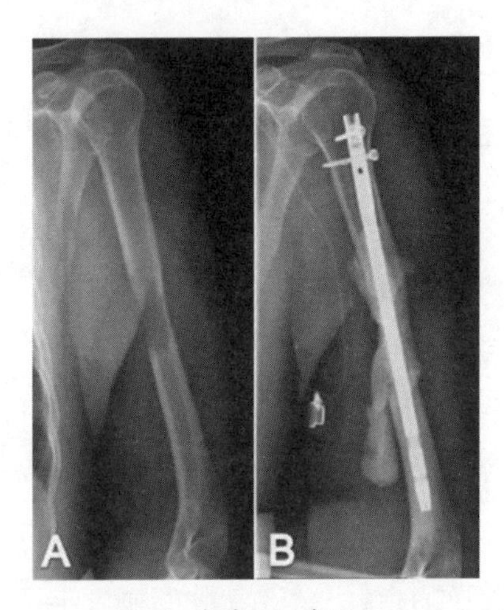

A. 术前；B. 术后

图3－5　肺癌肱骨干骨转移瘤即将发生骨折行病灶刮除骨水泥填充髓内钉固定（骨水泥发生渗漏）

问题 股骨近端转移瘤病理性骨折手术治疗失败的原因有哪些?

股骨近端病理性骨折主要有3种手术策略：①假体置换（EPR）；②髓内钉（IMN）固定；③切开复位内固定（ORIF）。据报道，三者的失败率，ORIF最高，髓内钉其次，假体置换最低。关于失败的原因，主要有：①疾病进展（影像学上病灶增大，伴有疼痛和功能紊乱）；②骨不连（手术后6个月影像学上没有显示骨质连接）；③骨折移位或者即将移位；④固定装置失败（螺丝脱出或者钢板折断）；⑤感染；⑥脱位。

问题 什么是骨盆转移瘤？

骨盆是恶性肿瘤骨转移的常见部位，约占骨转移的18.8%，以髂骨转移最常见，坐骨次之。Enneking 分区中，以2 区受累最常见，2 区与股骨组成髋关节，一旦受累，机体机械不稳风险高。骨盆转移瘤主要来源于乳腺癌、骨髓瘤、肺癌（图3－6）和肾癌，临床表现主要为局部疼痛和机械不稳。骨盆部位较深，结构复杂，外科手术的难度较大。

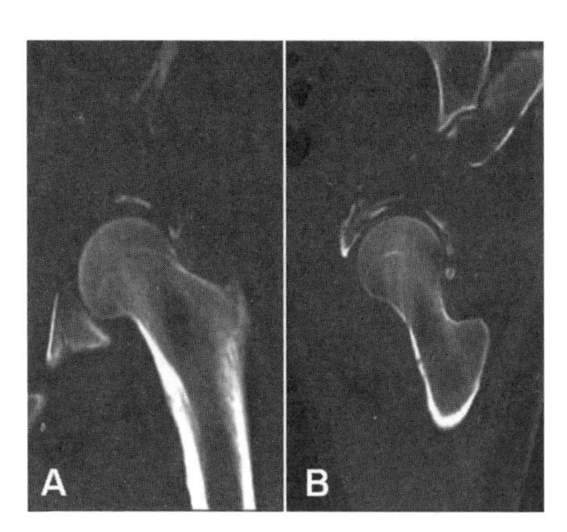

图3－6　肺癌骨盆溶骨性骨转移髋臼病理性骨折

问题 骨盆转移瘤的治疗原则是什么？

Müller 和 Capanna 在长骨转移瘤治疗原则的基础上提出了骨盆转移瘤特异性治疗原则。他们根据原发肿瘤类型、病灶类型、部位和数量将骨盆转移瘤患者分为4 级。1、2 和3 级适宜接受手术治疗；4 级患者适宜接受放疗等非手术治疗。1 级：孤立性病灶、预后好（高分化甲状腺癌、前列腺癌、辅助治疗敏感的乳腺癌、直肠癌、透明细胞肾癌、淋巴瘤和骨髓瘤)、发现原发肿瘤后生存3年；2级：髋臼周围病理性骨折；3级：髋臼上区溶骨性病灶；4级：任何部位多发性成骨性病灶、髋骨翼和骨盆前部溶骨性或混合性病灶、髋臼周围的小型溶骨性病灶（图3-7)。

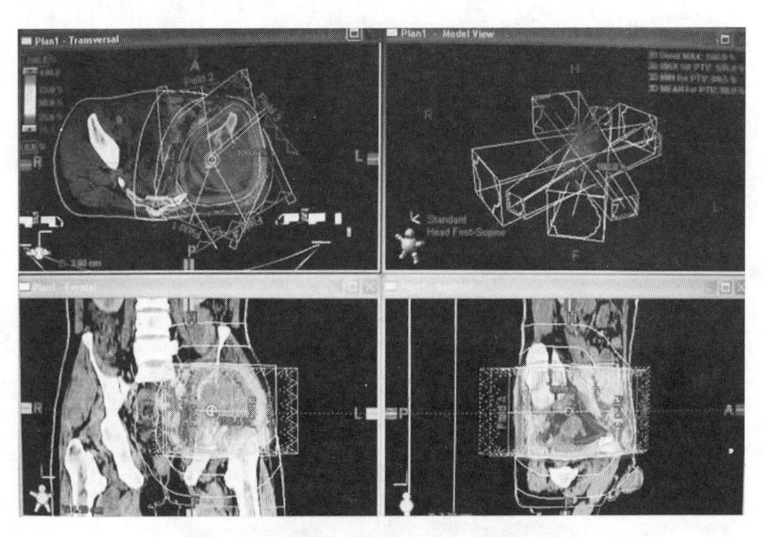

图3-7　骨盆转移瘤三维适形调强放疗

问题 如何确定骨盆转移瘤手术方式?

Müller 和 Capanna 对 2~3 级骨盆转移患者手术方式的选择提出一个评分系统并给予了治疗推荐。评分系统包括生存期、缺损部位、缺损大小、辅助治疗反应 4 个方面，总分 13 分。得分 <5 分推荐刮除或常规全髋关节置换；5~10 分推荐复杂全髋关节置换（加强骨盆环、Harrington 步骤)；10~13 分推荐巨型假体置换、鞍形假体置换和大型异体移植物重建。

问题 骨盆转移瘤 Harrington 分型是什么？

Harrington 分型是根据骨折部位、骨质破坏程度和技术要求对髋臼转移瘤病灶骨质缺损进行分型。Ⅰ型：髋臼下及前后方破坏缺损，髋臼外侧皮质、上方及内侧壁完好。Ⅱ型：髋臼内侧壁缺损，周边骨质完好。Ⅲ型：髋臼内壁、顶部及边缘均存在破坏。Ⅳ型：为了达到治愈而需要进行整块的髋臼切除。

问题 针对骨盆转移瘤 Harrington 分型应当如何选择手术方式？

Harrington Ⅰ型：髋臼下及前后方破坏缺损，髋臼外侧皮质、上方及内侧壁完好。适宜采用骨水泥固定＋普通全髋置换术。Ⅱ型：髋臼内侧壁缺损，周边骨质完好。骨水泥固定＋普通全髋置换术会导致假体以及骨水泥向内侧移位，适宜运用带翼髋臼网杯把应力引至髋臼缘。Ⅲ型：髋臼内壁、顶部及边缘均存在破坏，需要在骨盆缺损处放置数根斯氏针（Steinmann pins），把位于解剖位置的髋臼假体所承受的应力传导至脊柱。Ⅳ型：为了达到治愈而需要进行整块的髋臼切除。髋臼周围骨质破坏范围较大的病变广泛切除肿瘤后，重建髋关节较为困难，适宜选择马鞍式假体或者能固定于残存髂骨和耻骨支的定制型髋臼假体。

问题 股骨转移瘤手术方式如何选择？

根据病灶的部位、是否发生病理性骨折，其手术方式也有所不同，无骨折的股骨近端转移瘤可选用髓内钉或骨水泥型半髋关节成形，股骨干可选用长髓内钉内固定，远端转移瘤可选用股骨远端钢板或长逆行髓内钉内固定；伴有病理骨折的股骨头或颈转移瘤可采用近端股骨肿瘤假体置换或股骨距代替型髋关节置换，转子间骨折可选择骨水泥长髓内钉内固定或近端股骨肿瘤假体置换，股骨干骨折采用骨水泥长髓内钉内固定，远端骨折可采用假体置换、骨水泥股骨远端钢板内固定。

问题 胫骨转移瘤手术方式如何选择?

不同部位和是否骨折手术方式稍有不同，无骨折的胫骨转移瘤采用胫骨近端钢板、长髓内钉、胫骨远端钢板内固定，有骨折的胫骨近端转移瘤可采用骨水泥胫骨近端钢板内固定、近端胫骨肿瘤假体置换，胫骨干转移瘤可采用骨水泥长髓内钉内固定，远端转移瘤可选择胫骨远端钢板内固定甚至截肢。

问题 腓骨转移瘤手术方式如何选择?

腓骨在下肢骨中并不承担主要的承重作用，因此单纯腓骨转移瘤无论是否骨折都很少进行手术治疗，当病灶累积腓骨远端时可选择腓骨远端钢板或逆行髓内钉内固定，累及踝关节时可行踝关节融合术。

问题 肱骨转移瘤手术方式如何选择?

依据病灶部位的不同肱骨近端可选择肱骨近端钢板或长肱骨近端髓内钉内固定（图3－8），骨干采用髓内钉内固定，远端采用远端肱骨钢板内固定，如果伴有病理性骨折则可以采用肱骨近端肿瘤假体置换或骨水泥肱骨近端钢板内固定，肱骨干骨水泥髓内钉内固定，肘关节肿瘤假体成形术或骨水泥肱骨远端钢板内固定。

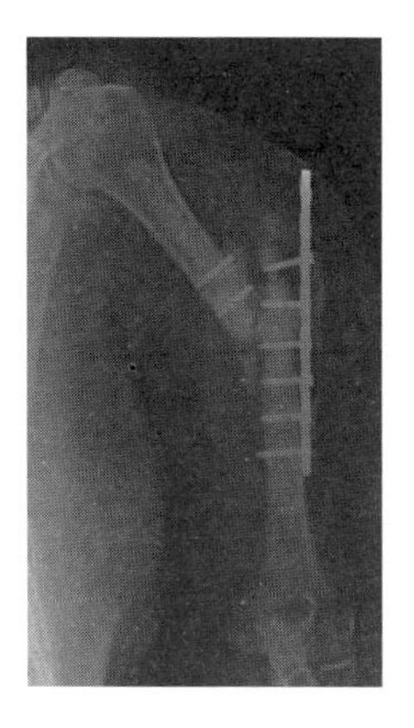

图 3－8　肱骨干骨转移病理性骨折行病灶刮除骨水泥填充钢板固定术后螺钉断裂固定失效

问题 桡骨转移瘤手术方式如何选择?

不伴有骨折的桡骨转移瘤根据病灶部位可以选择近端小 T 型钢板或桡骨头成形术、桡骨干 3.5mm 窄钢板或弹性髓内钉、远端桡骨钢板内固定；伴有病理性骨折的桡骨转移瘤可分别采用桡骨近端肿瘤假体置换或骨水泥小 T 型钢板、骨水泥 3.5mm 窄钢板或弹性髓内钉、骨水泥远端桡骨板或腕关节融合术。

问题 尺骨转移瘤手术方式如何选择?

无病理性骨折的尺骨转移瘤依据病灶部位可选择近端鹰嘴解剖钢板内固定、尺骨干 3.5mm 窄钢板或弹性髓内钉内固定、远端 3.5mm 窄钢板内固定；伴有病理性骨折的尺骨转移瘤可分别选择近端骨水泥鹰嘴钢板或肘关节肿瘤假体成形术、尺骨干骨水泥3.5mm窄钢板或弹性钉内固定、远端骨水泥3.5mm窄钢板或瘤段切除。

问题 骨转移瘤病理性骨折术前要做哪些准备？

肿瘤骨转移患者往往身体状态较差，尤其是老年患者及合并心肺功能不全的患者，往往手术风险较大，因此应当综合考虑患者全身情况，评估手术风险，改善心肺功能、凝血功能等，骨折部位暂时可以给予石膏固定或跟骨、胫骨结节牵引等。同时注意防止褥疮和血栓形成。

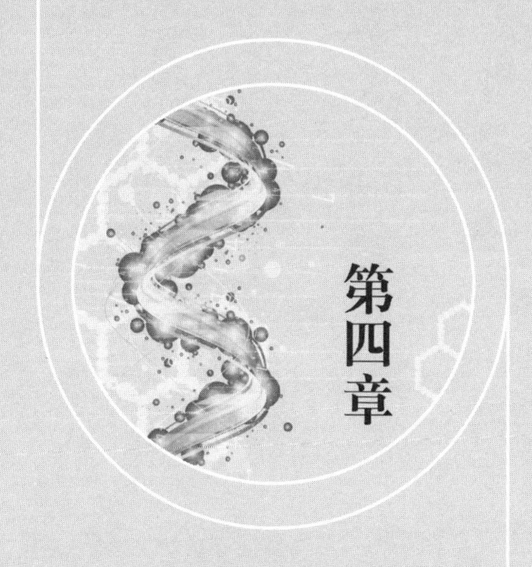

第四章

脊柱转移瘤的外科治疗

问题 脊柱转移瘤有哪些症状？

疼痛是脊柱转移瘤最常见的症状，发生率达80%。这一症状可以分为三种类型：①疼痛固定局限在受累水平，脊柱棘突触诊时疼痛加重。机制为局部炎症反应、骨膜牵拉、硬膜外静脉丛曲张。②神经根痛。机制为肿瘤组织侵入受累水平椎间孔压迫神经根。③机械性和劳累性疼痛。机制为脊柱不稳定。疼痛的性质和机制决定了对其治疗需采用不同方案。脊髓功能障碍是第二大常见症状，发生率35%～65%。必须尽早发现及时治疗，才能获得较好的转归。主要预后因素是患者治疗前步行功能，如果患者治疗前已不能行走，治疗后神经功能康复的可能性较小。直肠和膀胱括约肌也常被侵犯，括约肌功能的丧失往往是不可逆的。神经功能损伤进展迅速时，应需采取快速有效的治疗。

问题 什么是脊柱转移瘤的外科治疗？

以往脊柱转移瘤的治疗以放疗和化疗为主，脊柱转移瘤的外科治疗是指通过外科手术实现肿瘤部分或完全切除，减轻或解除脊髓压迫，重建脊柱稳定性。随着现代肿瘤诊断治疗技术的提高，许多类型肿瘤患者的五年生存率有了很大的提高。如果发生脊柱转移，患者仍可能带瘤生存较长时间，但由于肿瘤造成的疼痛、神经功能障碍严重影响患者生活质量，并相应缩短了寿命。患者迫切希望通过治疗缓解疼痛，保存和恢复神经功能，重建脊柱稳定性，提高生活质量。近年来脊柱外科治疗技术的飞速发展，对脊柱转移性肿瘤患者尤其是孤立性单发的脊柱转移性肿瘤完全有条件实行积极的外科手术治疗，联合放化疗可以明显降低肿瘤复发率，显著提高患者的生存率。

问题 脊柱转移瘤外科治疗包括哪些方法？

脊柱转移瘤的手术包括开放手术和微创手术。开放手术主要有各种入路的全脊椎切除术、各种入路的姑息减压内固定术（结合或不结合粒子植入术）。微创手术包括：内窥镜脊柱手术、微创减压术、经皮椎体内固定术、椎体成形/后凸成形术等。不同的手术有不同的适应证和优缺点，手术方式的选择应当遵照多学科联合、个体化治疗的原则。

问题 脊柱转移瘤外科治疗的适应证有哪些？

目前认为，脊柱转移瘤外科手术的适应证主要包括：患者的预期寿命>3个月，一般身体状况尚可，可以耐受外科操作。具有以下情况之一的可考虑手术：放疗不敏感的肿瘤；脊柱不稳；压迫脊髓、马尾、神经根；急性或进展性神经功能障碍；放、化疗或激素治疗失败；诊断不清需要组织病理确诊。有些学者提出对于即将出现脊柱不稳的患者可采用预防性外科介入稳定脊柱。

问题 如何简单判断患者的外科治疗选择？

2001年提出的Tomita评分根据原发瘤的恶性程度、内脏转移及骨转移灶三项因素进行评估，每项最高4分，最低0分，分值越高，表示愈后越差。该评分系统不仅能判定哪类患者适合手术，而且可以依据评分体系选择手术方式。对于2～3

分的患者推荐行广泛切除（指在肿瘤假膜之外进行游离，切除的肿瘤附有一层连续的健康组织）或边缘切除（是指沿着肿瘤的假膜或反应组织进行游离整块切除），以获得长期局部控制；4～5分的推荐行边缘或者病灶内切除（操作在瘤体内进行），以获得中期局部控制；6～7分者推荐行姑息性手术（单纯减压或病灶刮除）；8～10分者推荐非手术支持治疗。此外，Tokuhashi评分推荐患者评分大于9分时，建议手术切除病灶。患者评分低于5分、预后指标较差时，建议行姑息疗法，即限制性减压和固定。实际上来说，计算Tomita和Tokuhashi系统评分并不会限制治疗方法的选择，特别是像新近发展的SRS这类其他治疗方式。然而，这些预后评分系统的基本原则还是适用的。

问题 脊柱转移瘤的外科治疗能完全切除肿瘤么？

脊柱转移瘤是由原发肿瘤病灶转移形成的，如果原发病灶得不到完全清除或有效控制，脊柱会出现多发转移。患者一旦出现脊柱转移瘤，可能造成严重的疼痛、神经功能障碍，严重影响患者生活质量，缩短生存期。外科治疗可以减轻病椎的疼痛，改善神经功能障碍，配合放化疗延长生存期。对于预期寿命较长的孤立性单发的脊柱转移瘤患者可以通过全脊椎切除术完全清除肿瘤病灶，但该手术操作难度大，并发症多，手术适应证严格，临床上较少采用。目前绝大多数的外科手术是姑息保守治疗，如椎板切除减压内固定术，椎体成形术等。

问题 什么是全脊椎整块切除术（TES）？

全脊椎整块切除术（TES）最早由20世纪90年代在日本

开展，手术通过不锈钢线锯切开双侧椎弓根移除整块椎板，通过椎弓根钉棒系统实现后路固定，前路置入钛笼重建（图 4－1）。该手术可以实现单发椎体病灶的完全清除，有效缓解症状，延长生存期，有研究称 TES 术后 6 个月随访疼痛缓解率高达 100%，患者满意度高达 94%。但该术式操作难度大，技术要求高，手术时间长，术中出血多，术后并发症多，目前国内实际开展这种手术的医院较少。

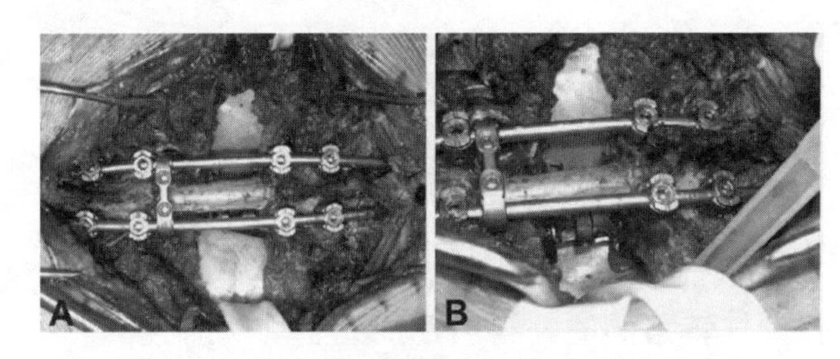

图 4－1　乳腺癌胸 4 椎体转移瘤 en block 切除术

问题 如何判断患者是否适合全脊椎切除术？

WBB 分期法对脊柱转移性肿瘤的治疗奠定了理论基础。在脊椎横断面上，按顺时针方向将脊椎均分为 12 个扇形区域，从椎旁到椎管分为 A～E 共 5 个组织层次，其中前部结构为 4～9区，后部结构为 1～3 区和 10～12 区。根据 WBB 分期，对于累及 4～8 区（或 5～9 区）的患者，肿瘤已累及一侧椎弓根者，术中通过肿瘤未累及侧的正常椎板及对侧椎弓根截骨达到肿瘤学意义上的全脊椎整块切除；若双侧椎弓根均有肿瘤累及，即 WBB 分区在 4～9 区的患者，只能做到解剖学意义上的全脊椎整块切除。此外有学者根据脊柱肿瘤局部侵犯的方式、受累的解剖部位将脊柱转移瘤分为 3 类 7 型，对间室内病变的肿瘤（1～3型），应进行广泛切除或至少是边缘切除。对于间室外的病变的肿瘤（4～6型），只有当病灶周围存在纤维反应带时才可能进行边缘切除。全脊椎整块切除手术适用于2～5型，1型和6型属于相对适应证，而7型则属于禁忌证。

问题 是否所有的脊椎都适合采用全脊椎整块切除？

由于颈椎、胸椎、腰椎的椎体结构和解剖位置各不相同，目前认为颈椎不适合TES，可采用分块全脊椎切除。T1～L2椎体可采用TES，因这些节段椎体相对较小，利于分离及整体切除；而L3以下由于椎体过大，术中将椎体围绕椎管向外旋出时可能损伤神经根或腰神经丛。

问题 全脊椎整块切除手术路径如何选择？

TES手术入路的选择取决于脊柱肿瘤的大小及侵犯的节段，分为单一后方入路和前后联合入路两种。单一后方入路主要适用于胸椎肿瘤和上腰椎肿瘤，手术创伤小、时间短及出血少。对颈胸段远端T2～T4段肿瘤宜采用后路切除，有学者认为后路整块切除中最低只能到L3。前后联合入路主要适用于颈椎肿瘤、腰椎肿瘤及椎体旁有巨大软组织肿块或者肿瘤与前方大血管明显粘连的胸椎肿瘤。累及颈椎椎体及附件的肿瘤患者，前后联合入路手术能实现肉眼下彻底切除肿瘤、更加彻底地椎管减压和恢复脊柱稳定性。

问题 全脊椎整块切除术如何重建脊柱稳定性？

全脊椎整块切除后脊柱重建方式较多，以前路内固定并后路多节段经椎弓根内固定和前路内固定并后路短节段经椎弓根内固定稳定效果最好。前柱重建可采用椎替代法，有植骨、钛网支撑、骨水泥及人工椎体植入。前柱重建一般以钛网＋植骨或钛网＋骨水泥。一般年轻患者良性或低度恶性患者以钛网＋植骨，以求骨性融合；而对老年转移性肿瘤恶性程度高、预期寿命不会很长且对远期稳定性要求不高的患者，可以钛网＋骨水泥重建。Tomita认为后柱重建患者要达到稳定性需采用上下总共3个以上节段椎弓根螺钉固定，但上下各两个节段固定也较多，也可以满足稳定性（图4－2）。

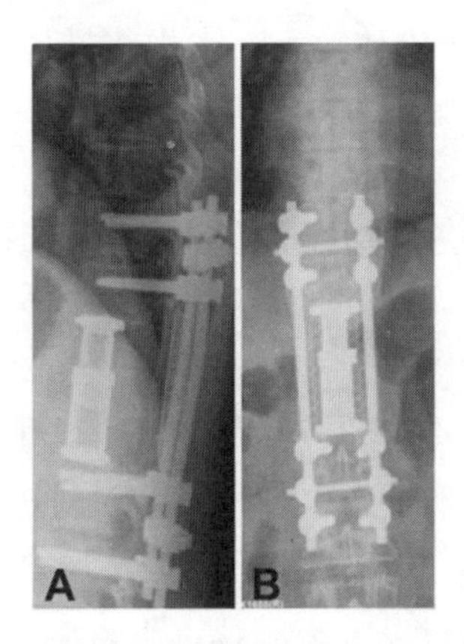

图4－2　肾癌腰2椎体转移瘤行后路全脊椎切除人工椎体植入重建结合后路多节段经椎弓根内固定术

问题　脊柱转移瘤全脊椎整块切除术疗效如何？

对于单发局限的脊柱转移瘤，TES可以实现转移瘤完全切除，减轻疼痛，延长生存期。有研究称TES术后6个月随访疼痛缓解率高达100%，患者满意度高达94%。Tomita等对64例转移性肿瘤的患者行整块切除后进行随访，5年生存率为

47%。Jordan 等对 77 例转移瘤患者行整块切除后进行随访：1 年、5 年和 10 年无病生存率分别为 61.8%、37.5% 和 0%。

问题 全脊椎整块切除有哪些并发症？

任何治疗都存在一定的风险，全脊椎整块切除主要并发症：①切口不愈合，切口感染。由于肿瘤患者本身或者放化疗引起的免疫力低下，此外手术创伤大，操作时间长也增加了感染风险。②大量失血。早期此种手术术中出血高达 5000 ~ 8000mL，随着技术的改进以及术前动脉栓塞的开展，目前此类手术平均出血量大约为 1800mL。③周围组织、血管的损伤。钝性分离椎体周围组织时可能损伤前方的主要血管。④脊髓损伤，脑脊液漏等。此类手术既往被认为是禁忌手术，因为脊髓损伤风险较高，轻者瘫痪，重者有生命危险。⑤脊椎全切后导致的脊柱不稳定。⑥胸腔积液，局部血肿等。此外不同的手术入路也可能引起入路相关的并发症，如经胸腔的前路手术可能导致气胸等。

问题 全脊柱整块切除采用何种体位？

手术入路包括前路、后路、前后路联合入路，目前国内采用最多的是单纯后路全脊柱整块切除，患者全麻后，采取俯卧位，后路正中切口。方法：患者俯卧，两臂下垂置于身旁两侧，胸部到髂前两侧垫各一长枕，间距必须调整合适。要求稳定支撑躯干部的同时，避免臂丛神经受压，能保持正常的胸腹式呼吸。两小腿前及足部均放置软垫，大腿后方加约束带时避免过紧或太松，以能插入一手掌为宜。患者面部向下，前额部与两侧颊部与头托接触，使口鼻部位于头托空隙处，可保证管道通畅。

问题 全脊柱整块切除手术方法是怎样的？

以后路Ⅰ期全脊椎切除术为例，常规消毒，铺巾后，取后路正中切口，切口长度以手术暴露需要为准，切开皮肤及皮下组织，钝性分离椎旁组织，首先在病椎上下各2个椎体置入椎弓根螺钉内固定，而后切除病椎及相邻节段的后侧肋骨。对附件完好的病椎分块切除椎板及上下关节突；对存在附件侵犯的病椎采用线锯锯断病椎的椎弓根，整块切除椎板附件，用骨蜡封闭被切开的椎弓根。在脊髓周围进行分离，自侧方结扎切断节段动脉，用手指钝性分离椎体周围组织，并用特制挡板保护好前方的大血管等重要结构和后方的脊髓；用线锯和骨刀自上下椎间盘或上位椎体下缘及下位椎体上缘切断病椎与脊柱的联系；在完全切断之前，进行单侧钉棒固定以防止脊柱不稳；将病椎沿脊柱纵轴旋转并自前向后取出；在人工椎体内或钛网内填充植骨后进行前方椎体重建，而后完成后路内固定并适当加压，保持脊髓处于松弛状态，术后患者卧床3~4周。

问题 什么是 MESCC？

MESCC是脊柱转移瘤硬膜外脊髓压迫症的英文缩写，它是指恶性肿瘤转移到脊柱和（或）硬膜外间隙而引起或即将引起的继发性脊髓压迫症，70%的MESCC发生于胸椎（图4-3）。患者早期可能存在背部局部疼痛，病情进展可出现四肢的放射痛，四肢无力麻木等神经功能障碍，严重者可出现运动感觉障碍、括约肌功能障碍等。临床上发现，患者一旦发生瘫痪，其运动功能很难完全恢复。

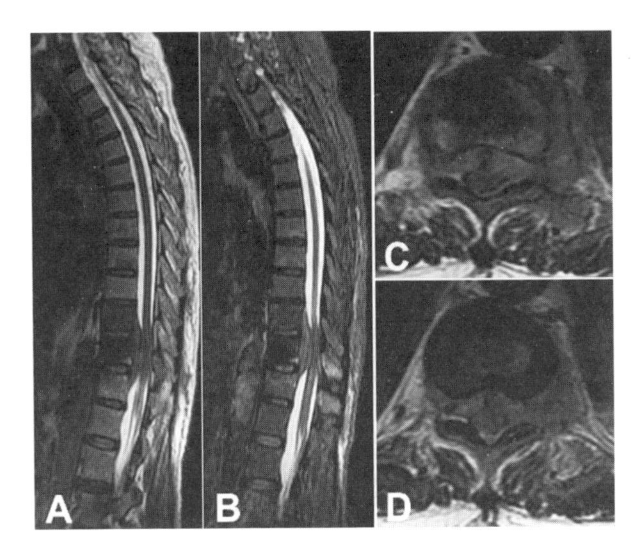

A. T2 加权 MR 矢状位像；B. T2 加权抑脂 MR 矢状位像；C. T2 加权 MR 扫描像；D. T2 加权 MR 扫描像

图 4－3　肺癌脊柱转移瘤硬膜外脊髓压迫

问题 MESCC 的发生率是多少？

MESCC 是癌症常见的并发症，所有的癌症患者中大约 5%～10% 的患者会出现 MESCC，如果不进行治疗，理论上 100% 的患者都会出现瘫痪。MESCC 是一种急症，需要尽快进行干预。

问题 MESCC 的治疗模式是怎样的？

首先早期发现和诊断 MESCC 是非常重要的，一经发现应当立即处理。目前常见的治疗手段包括手术治疗（包括全脊椎切除、姑息减压内固定手术、各种微创手术、射频消融)、放疗（包括常规放疗、调强放疗、立体定向放疗)、内科治疗(包括类固醇激素等)。其次根据患者具体病情选择合适的治疗方法尤为重要，手术治疗和放射治疗可以单独使用也可以联合使用，研究证实手术联合术后放疗效果优于单纯放疗，内科治疗包括抗肿瘤治疗和缓解症状治疗。

问题 为什么要开展姑息性减压内固定手术？

首先，脊柱转移瘤通常是多发的，很少能够实现完全切除，因此脊柱转移瘤手术治疗大部分是姑息保守治疗。此外，脊髓压迫是脊柱转移瘤较常见和最严重的并发症之一，若不治疗，可出现病椎疼痛、四肢的放散痛、肢体感觉运动功能障碍、大小便功能障碍等。一旦脊髓完全受压，出现缺血坏死，若得不到及时有效的减压，则会发生不可逆性损伤。有研究称脊髓压迫症患者发生完全性瘫痪，如果 48 小时内不能解除压迫，则脊髓功能很难完全恢复。因此对于 MESCC 患者早期进行减压内固定手术是很有必要的，术后联合放疗可以获得较好的疗效。

问题 为什么不采用单纯后路减压手术？

目前较常采用的减压术式为后路椎板切除椎管减压术，手术会切除对应脊柱的后方韧带、棘突和椎板，通过释放脊髓后方的空间来解除椎管内的压力，因为大部分压迫来自椎管前方的椎体，因此这是一种姑息性减压，术后会造成医源性脊柱不稳，随着脊柱内固定的发展，椎弓根钉棒系统可以很好地恢复脊柱后方的稳定性，因此目前后路椎板切除椎管减压钉棒系统内固定是 MESCC 的标准术式（图 4－4）。

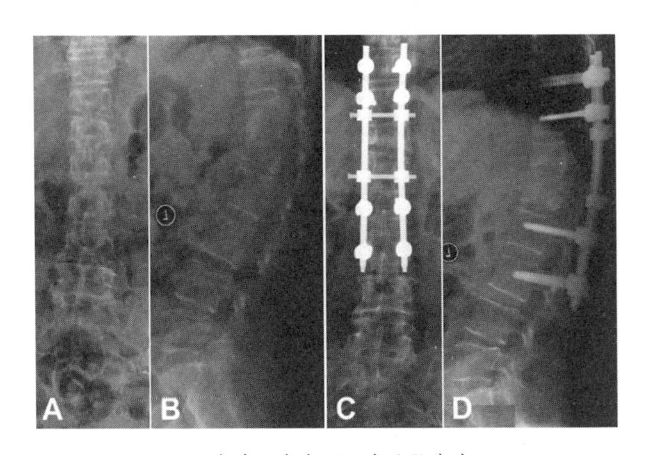

A. 术前 X 线片；B. 术后 X 线片

图 4－4　肺癌胸 12 腰 1 椎体转移瘤脊柱不稳定伴硬膜外脊髓压迫行后路减压内固定术

问题　脊柱转移瘤脊髓压迫减压内固定手术疗效如何？

从文献报道中我们发现，从经椎体前路或后路减压手术综合结果来看，患者术后能在下列方面有所改善：①神经系统障碍改善率为 55%～87%；②括约肌控制改善率为 36%～89%；③疼痛缓解率为 40%～100%；④行走功能改善率为 40%～100%。并发症发生率为 2%～32%，术后死亡率为 3%～18%。

问题　为什么后路椎板切除椎管减压术是目前治疗脊柱转移瘤脊髓压迫症常用术式？

脊柱转移瘤脊髓压迫可以造成脊髓的缺血坏死，因此及时、充分减压十分重要。脊柱全切手术适应证严格、操作难度大、并发症多，以致很少采用，后路椎板切除椎管减压通过释放脊髓后方空间来减轻脊髓压迫，虽然是姑息减压术，但联合局部放疗也可达到较好的疗效。

问题 为什么说后路经椎弓根环形减压内固定术是治疗MESCC的理想术式？

当肿瘤组织或骨折块突入椎管时，则发生转移性硬膜外脊髓压迫症（MESCC）。当这种病变引起神经损害时，通常为外科急症。以往，外科方法的选择局限于椎板减压术，但这种技术不能对椎体前方进行减压，效果并不是很理想。随着外科技术的进步，后路经椎弓根操作可以对脊髓前方的椎体病灶进行切除，实现脊髓的环形减压。最大限度地切除病灶，减轻肿瘤负荷。但是该手术的出血往往比较严重，术前进行动脉栓塞是个很好的选择。

问题 为什么有些患者术前要行动脉栓塞术？

肾癌、甲状腺癌等脊柱转移瘤病灶往往表现为高血运，减瘤手术术中出血十分惊人。术前动脉栓塞术最主要的目的是辅助减少术中出血；还可栓塞肿瘤组织的血管，使肿瘤坏死溶解。目前，术前动脉栓塞术已被广泛应用于高血运脊柱肿瘤的治疗。栓塞术不但可以作为减少手术出血的一种术前辅助措施，增加手术操作的可行性和安全性，使手术获得更好的疗效。而且，在某些情况下栓塞术可以单独作为姑息性手术的一种，用以减轻肿瘤引起的疼痛及压迫等症状。因此，动脉栓塞术的结局可以是不同程度的局部缺血，也可以是目标肿瘤的完全坏死。

问题 脊柱转移瘤术前动脉栓塞术的适应证有哪些?

高血运转移瘤是脊柱转移瘤最主要的适应证，总体而言，60%的脊柱转移瘤和40%的脊柱原发性良性肿瘤和85%的脊柱原发性恶性肿瘤都是高血运。较多研究表明术前栓塞术可以减少肾癌脊柱转移瘤的术中出血。然而，对于非肾源性脊柱转移瘤的术前栓塞术目前意见不一。拟实施的手术类型与范围、术中软组织分离和血管分布评估也是术前动脉栓塞的考虑标准。骨科医生在进行开放性脊椎重建术、根治性切除、病灶内刮除术、减瘤术、部分切除术前都应当考虑进行血管造影栓塞。

问题 脊柱转移瘤术前动脉栓塞术的禁忌证有哪些?

血管造影显示脊髓前动脉与拟栓塞的血管共蒂是脊柱肿瘤血管栓塞术禁忌证。此外造影剂过敏、肾功能不全是相对禁忌证。

问题 哪些特征提示肿瘤高血运?

①肾细胞、甲状腺、生殖细胞、内分泌细胞来源或组织去分化都提示肿瘤高血运；②软组织中高血运可以表现为炎症反应（红斑、结节、褶皱）；③肿瘤组织的快速生长和侵袭性破坏，有关联的病理性骨折，突破组织界限（骨—软组织—筋膜），局部血管包裹都提示病灶高血运；④PET-CT显示信号吸收明显增强，MRI对比增强、长信号、病灶内出血提示转移瘤高血运。

问题 动脉栓塞术常用的栓塞剂有哪些?

脊柱肿瘤栓塞治疗常用的栓塞剂包括明胶海绵颗粒、聚乙烯醇（PVA）、金属线圈、无水酒精海绵、丁基—氰基丙烯盐酸黏合剂、乙烯乙基醇（Onyx）及其复合物。明胶海绵颗粒在24小时内诱导血栓形成闭塞肿瘤血管，溶解后可使血管再通，达到暂时性闭塞肿瘤血管的目的。直径为50—1200μm的不可吸收的PVA颗粒都可使用，而直径为100—300μm的颗粒最常使用。与明胶海绵和PVA相比，用Onyx进行的血管栓塞是永久的，不容易发生瘤体血管的再通现象。此外Onyx栓塞还具有更深层次的渗透、更广泛的栓塞以及栓塞导管易于抽出等优点。临床上决定选择栓塞剂的因素有很多，由于液体栓塞剂被认为较难掌控，部分操作者选择颗粒栓塞和不锈钢或金属线圈相结合的方法。具体的选择取决于术者的操作技术和经验。

问题 成功的术前动脉栓塞取决于哪些方面？

一次成功的栓塞通常包含以下几步：确定栓塞和时机、麻醉和定位、股动脉穿刺、血管造影和超选择血管造影、肿瘤血流征的评估；栓塞和栓塞后血管造影；栓塞与手术间隔期。

问题 动脉栓塞术是如何操作的？

动脉栓塞常规操作是在局部麻醉下经股动脉穿刺施行。采用改良Seldingers技术穿刺股动脉，导入对应型号的动脉鞘后插入动脉导管，选择性腹腔动脉和相应椎体的动脉造影，明确转移瘤病灶的供应血管后将超选择微导管插入供应血管的分支，打入栓塞剂，栓塞后造影显示相应血管血流阻滞，提示栓塞成功（图4-5）。过程中注意避免栓塞非目标血管。

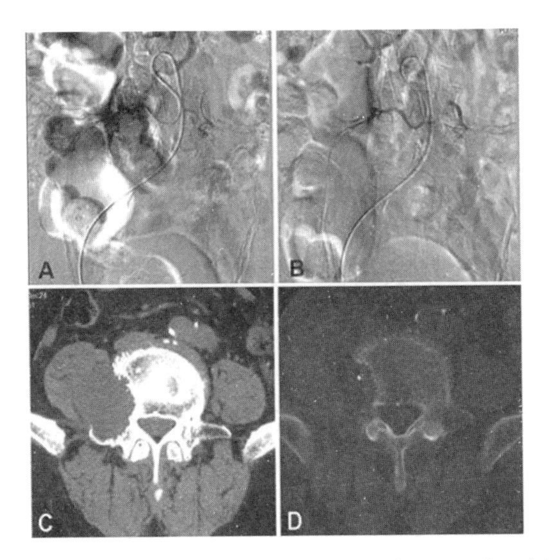

A. 动脉栓塞前选择血管造影提示肿瘤局部血供丰富；B. 栓塞后选择血管造影提示肿瘤组织的血供被完全阻断；C. 局部根治性切除术前 CT 扫描；D. 局部根治性切除术后 CT 扫描

图 4－5　肾癌脊柱转移瘤动脉栓塞后行肿瘤局部根治性切除术

问题 动脉栓塞后手术时机如何把握？

术前栓塞的最佳时机尚未完全确定。由于血管有快速再生或缺血后脊髓水肿受压或脊髓转移灶出血的风险，手术当天进行栓塞术比前一天栓塞在减少术中失血方面效果更明显，栓塞术后应尽快施行手术。栓塞 3 天后进行较大手术出血倾向明显。

问题 术前动脉栓塞术有哪些并发症？

通常认为脊柱肿瘤术前栓塞较为安全，除因栓塞颗粒迁移到软组织引起操作部位肌肉轻度或中度疼痛外，与操作相关的并发症并不多见。然而，必须强调脊柱肿瘤血管栓塞术仍有发生严重并发症可能：包括无症状小脑梗死和急性小脑梗死，脊髓梗塞导致的T12以下的完全截瘫，脊髓梗塞导致的T6～T7以下Brown sequard脊髓半切综合征，脊髓缺血引起的双下肢持续性肌无力，氰丙烯盐酸栓塞引起的硬膜外出血等等。

问题 颈椎转移瘤如何确定手术入路?

手术路径的选择主要依赖于颈椎转移瘤的位置。若肿瘤主要在颈椎腹面则一般选择前路手术（图4－6），若肿瘤主要在颈椎背面则选择后路手术（图4－7），前柱与后柱均受累则考虑前后路联合手术。因为肿瘤转移至下颈椎（C3～C6）前柱椎体的病例更加常见，所以下颈椎手术途径主要为前路手术。后路手术主要运用于颈胸关节区域，脊柱明显后凸畸形和椎体“三柱系统”均受累。脊髓受压的部位也是手术途径选择的重要因素，例如：MRI显示脊髓背部受压则宜进行后路手术。

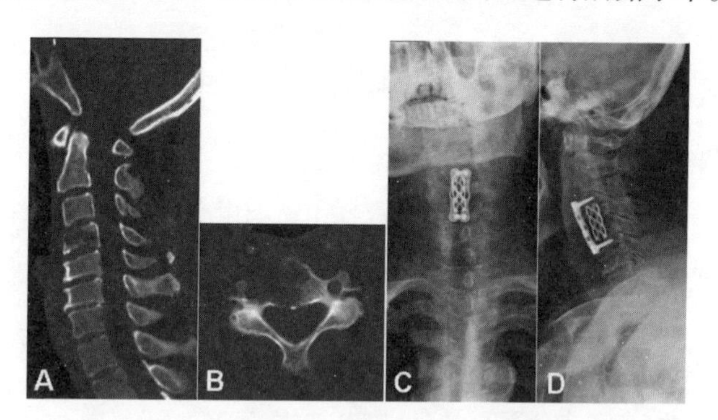

A. 术前CT冠状位重建片；B. 术前CT扫描；C. 术后X线前后位片；D. 术后X线侧位片

图4－6 肺癌颈3椎体转移瘤行前路椎体次全切除椎间融合内固定术术后结合放疗

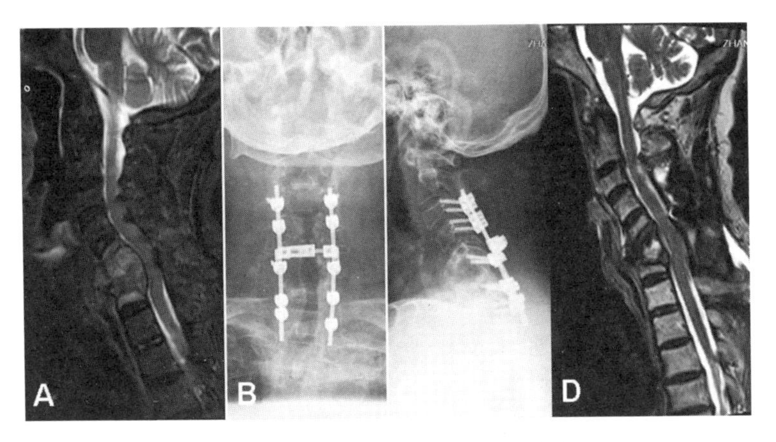

A. 术前STRI序列MR矢状位像；B. 术后X线前后位片；C. 术后X线侧位片；D. 术后T2加权MR矢状位像

图4-7 肺癌第5、6、7颈椎椎体转移瘤病理性骨折行后路椎板减压钉棒系统固定术术后结合放疗

问题 颈枕交界区转移瘤如何处理？

据统计约0.5%的脊柱转移瘤位于颅颈交界区，颅颈交界区转移瘤主要表现为屈、伸和旋转性疼痛，往往伴有枕部神经痛。虽然颅颈交界区转移瘤罕见，但是治疗相对复杂。脊柱力线正常轻微骨折半脱位的患者适宜接受常规外照射或者立体定向放疗。机械性颈部疼痛合并明显骨折半脱位的患者应考虑手术治疗，骨折半脱位超过5mm或者骨折半脱位超过3.5mm合并11°成角畸形均为明显骨折半脱位。因前路手术并发症发生率高，所以手术适宜选择后路椎板切除减压术。枕颈部钉棒联合固定可以有效地治疗不可复位性半脱位；可复位性半脱位可以运用C1～C2或C1～C3后路固定。研究者提出若患者的脊柱力线正常、半脱位可以复位，那么单纯后路固定可以实现持久固定；然而目前的大多数病例为不可复位性半脱位，因此适宜采取枕颈联合固定。颅颈交界区转移瘤的手术治疗可以明显缓解患者疼痛，维持脊柱力学平衡，对改善患者的生活质量具有重要意义。

问题 颈椎转移瘤手术有哪些风险？

手术伤口感染：是脊柱肿瘤术后最常见的并发症，发生率约为9.5%。伤口感染的危险因素包括术前放疗、合并糖尿病、输血和多个手术团队轮流手术。

脑脊液漏：是任何颈椎手术都有可能发生的并发症，颈椎肿瘤手术风险更高。因为，解压常需要广泛打孔；术前放疗使得肿瘤与硬膜之间的界限更加模糊；肿瘤侵犯硬膜后修复硬膜困难。因此，对于术前已经放疗或者有肿瘤侵犯硬膜证据的患者，应该延长引流时间。

假性关节：主要见于颈胸关节区域和颅底颈部关节区域手术。手术后常规放疗抑制骨质融合从而增加了此并发症风险。在颅底关节区域，髂嵴自体移植可以预防假性关节的发生。值得注意的是，髂嵴处也许已有转移病灶，因此移植前需对盆骨进行详细的影像学检查。

椎动脉损伤与食管损伤：任何颈椎肿瘤病例一般血管的剪切均可行，但是没有计划的胡乱结扎这些被剪切的血管有可能造成患者休克。常规椎动脉造影是有必要的，以防止椎动脉解剖变异。食管损伤主要见于颈椎前路手术，术前照射会增加食管损伤风险。这种情况，我们往往请头颈外科医师协助暴露颈椎，分离食管。有任何意外他们也可协助修复食管。

问题 如何判断转移瘤侵犯的脊柱是否稳定？

美国脊柱肿瘤研究协作组（SOSG）制定了肿瘤性脊柱不稳评分标准（SINS），用以评估脊柱转移瘤引起的脊柱不稳定。研究证实 SINS 评分标准在骨折风险评估上具有可靠性和稳定性。该评分系统包含了病灶的位置、疼痛、骨破坏、脊柱影像学力线、椎体塌陷、脊柱后外侧受累情况 6 个评价因素，最高 4 分，最低 0 分，总分 >12 分提示脊柱不稳定（表 4－1）。

表 4－1　SINS 量表

分　项	评分
位置	
连接椎（枕骨至 C2，C7～T2，T11～L1，L5～S1）	3
移动椎（C3～C6，L2～L4）	2
半固定椎（T3～T10）	1
固定椎（S2～S5）	0
疼痛［休息时加重和（或）活动和负重时疼痛］	
有	3
偶尔，但不是活动性疼痛	1
无	0
骨破坏	
溶骨性	2
混合性	1
成骨性	0
脊柱影像学力线	
半脱位/存在移位	4
后凸、侧弯	2
正常	0

续 表

分 项	评分
椎体塌陷	
≥50%	3
<50%	2
椎体受累50%以上，但无塌陷	1
无	0
脊柱后外侧受累情况	
双侧	3
单侧	1
无	0

问题 为什么说骶骨转移瘤诊断比较困难?

骶骨肿瘤占所有骨肿瘤的1%～4.3%。常见的骶骨肿瘤包括骶骨转移瘤、骨巨细胞瘤、脊索瘤等，其中骶骨转移瘤最为常见。对于无肿瘤史和无原发肿瘤的患者，诊断骶骨转移瘤是十分困难的，因为早期症状不明显，一般不引起患者本人的注意。这可能和宽大的骶管允许肿瘤无症状生长有关。

问题 骶骨转移瘤有哪些临床表现?

通常疼痛是最早出现的症状，可以为间歇性隐痛也可为持续性疼痛，下腰部或臀部可有酸胀痛。疼痛可能与肿瘤生长牵拉骨膜、局部炎性刺激和机械性不稳定等有关，不同原因引起的疼痛在治疗上也不完全相同，疼痛可以通过视觉模拟评分量表进行量化。肿瘤病灶破坏骨质时，肿瘤组织可向骶骨前突入盆腔，或向后突向臀部。肿瘤较大时下腹部可扪及肿块，肛门指诊可感到直肠黏膜在肿瘤上滑动。臀部可扪及弹性肿块，有轻度压痛。如果肿瘤压迫或者直接浸润神经根还可出现腰部、会阴、下肢的放射痛及相应的神经功能障碍。转移瘤还可突入盆腔，压迫盆腔脏器，引起膀胱、肠道功能障碍。骨质溶解破坏可造成椎体、骶髂关节不稳，引起机械性疼痛和行走障碍。这些症状可以单独存在也可以同时出现（图 4－8）。

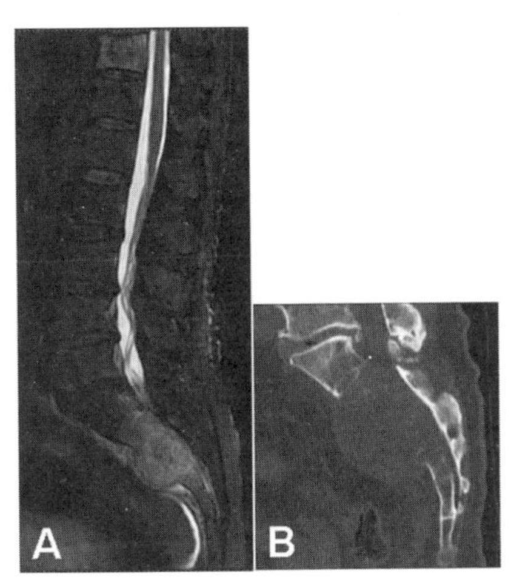

A. 术前 T2 加权像抑脂 MR 矢状位像；B. 术前 CT 矢状位三维重建片

图 4－8　肺癌腰 1 椎体及骶骨转移瘤伴二便功能障碍

问题 骶骨转移瘤应当如何进行治疗?

骶骨转移瘤的治疗以放疗和手术治疗为主，全身化学疗法为辅。对于无严重神经功能障碍和机械性不稳定的放射敏感性肿瘤患者而言，放疗是首选治疗。骶骨转移瘤外科手术的适应证包括：①肿瘤累及腰骶椎导致腰骶或骶髂关节不稳定；②进行性神经功能障碍；③放疗无法缓解的持续性疼痛（图 4－9）。

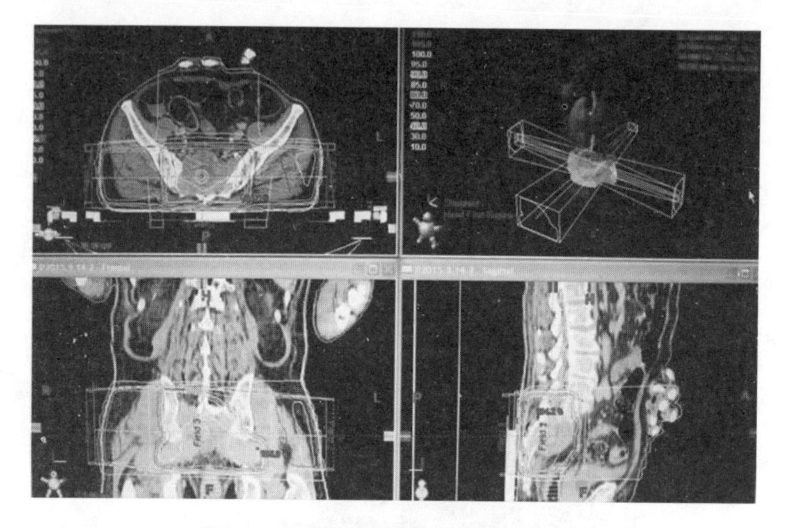

图4－9　骶骨转移瘤传统放射治疗示意图

问题 骶骨转移瘤手术入路如何选择?

骶骨转移瘤手术入路包括：单纯前方入路、单纯后方入路、前后联合入路。前方入路适用于S3以上的高位骶骨病灶，且病灶凸向骶骨前方；后侧入路适用于低位局限性病灶或肿瘤凸向骶后生长；前后方联合入路适用于累及骶骨前后方的病灶，该路径可以广泛剥离病灶，前入路可以实行腹主动脉断流，髂内动脉、骶中动脉结扎，有利于肿瘤的完全切除，但该手术创伤较大，并发症多，较少使用。以往使用后入路手术的同时辅以前入路进行血管断流或髂内动脉结扎，现在该方法已被血管栓塞术取代。目前最为常用的是单纯后侧入路。

问题 骶骨转移瘤手术后可能出现哪些并发症?

常见的手术并发症包括大出血、感染、神经功能障碍、膀胱及肛门功能失调，以及脊柱、骨盆不稳、脑脊液漏、性功能障碍等。

问题 术前需要明确转移瘤病灶的组织学类型吗?

手术前明确转移瘤病灶的组织学类型是有必要的。因为，肾细胞癌、甲状腺癌转移瘤的血供丰富，术前血管栓塞可以有效地降低术中出血。术前血管造影可以明确血管分布及来源，以防解剖变异，更有利于术前栓塞的进行。

问题 什么是脊柱不稳?

脊柱的稳定性反映了载荷与其作用下所发生形变之间的关系。在同样的载荷下，形变越小，稳定性就越强。因此，脊柱的不稳意味着在正常载荷下即出现了异常活动和移位。脊柱不稳目前尚无明确的定义，笔者认为是由于创伤、感染、肿瘤、退行性变等多种原因导致的脊柱运动节段的刚度下降、活动度增加，因此相同负荷下与正常椎体相比会发生更大的位移。

问题 脊柱不稳有什么危害?

脊柱不稳在正常和（或）过度活动时可出现疼痛，存在病理性骨折的风险，可能导致脊髓及神经根的压迫损伤。脊柱不稳带来的严重的轴性疼痛和病理性骨折是脊柱转移瘤的一个常见并发症，由此引起的脊髓压迫、瘫痪甚至死亡给脊柱外科医生带来了巨大的挑战。因此早期识别和预防性处理是十分重要的。

问题 什么是脊柱三柱理论？

1983年Denis在Holdworth二柱理论的基础上创立了三柱理论学说。三柱结构分别为前柱、中柱、后柱，前柱包括：前纵韧带、椎体前2/3和椎间盘及纤维环的前1/2；中柱包括：椎体后1/3及椎间盘、纤维环后1/2，后纵韧带及椎管；后柱包括：椎板、黄韧带、棘上和棘间韧带、棘突等脊柱附件。完整的脊柱结构是脊柱稳定的前提。Denis认为在损伤涉及两柱或更多结构时可以认为椎体不稳定。前柱损伤容易发生压缩性骨折，中柱损伤可发生爆裂性骨折，根据病灶的位置和损伤程度，许多外科医生应用Denis三柱理论来判断稳定性，但是这套系统主要用于判断脊柱骨折的稳定性，对于转移瘤引起的脊柱破坏性病变并不适用。

问题 脊柱转移瘤对椎体生物力学有何影响？

脊柱转移瘤常常伴有脊椎完整性的破坏，椎体是最常受累的部位（60%～70%），其次是椎板和椎弓根，脊椎完整性遭受破坏势必会影响脊柱稳定性。对于椎体生物力学的分析有很多评价的指标，包括轴向刚度、旋转刚度、弯曲刚度、惯性矩和椎体负荷量等等，其中椎体轴向刚度代表了椎体在垂直轴向上的力学强度。研究表明，轴向刚度是评价脊柱转移瘤病变椎体载荷能力的良好指标。脊柱转移瘤椎体破坏，骨密度下降，椎体轴向刚度减弱，在生理状态下都可能出现压缩性骨折。尸体标本实验中通过孔隙来模拟病灶，发现椎体破坏面积在30%和40%时，承载负荷分别下降79%和90%。

问题 影响脊柱转移瘤脊柱稳定性的因素有哪些？

正常人体脊柱的稳定性系由两大部分来维持。一是静力性平衡，包括椎体、椎弓及其突起、椎间盘和相连的韧带结构；二是动力性平衡，主要为脊柱两侧肌肉的调节与控制，它是脊柱运动的原始动力。与创伤和退行性变相比，脊柱转移瘤椎体不稳的机制是相对复杂的，除了对内源性稳定结构的破坏外，异常的骨代谢活动还改变了骨骼的材料特性。研究表明，转移瘤的大小、部位、受累椎体节段、横截面骨缺损、脊柱载荷、骨密度、椎体后凸角度等因素影响椎体稳定性，这些因素中病灶的大小产生的影响更大一些，病灶越大对脊柱结构的破坏也越严重。此外，转移瘤累及不同的节段，椎体稳定性也不同。腰椎转移瘤稳定性最差，骶骨转移瘤稳定性最好。此外，脊柱转移瘤骨微环境中成骨细胞和破骨细胞的异常活动造成的骨沉积和骨吸收，导致骨密度的改变，也影响着脊柱稳定性。溶骨性骨破坏比成骨性和混合性骨破坏更不稳定。

问题 目前可以通过哪些手段重建脊柱稳定性？

脊柱转移瘤外科治疗的一个重要目的就是重建脊柱稳定性，缓解疼痛，改善神经功能状态。方法包括自体和异体骨移植，人工椎体，钉棒内固定，钛笼植入，经皮椎体后凸成形等。预期生存期较长的患者可以考虑自体或异体骨植入。预期生存期 >6 个月的患者在进行肿瘤切除或椎管减压的同时可以施行钉棒内固定，从生物力学的角度考虑，长段椎弓根内固定可以将应力分散到全部的脊柱。对于单纯椎体不稳或不能耐受开放手术的椎体不稳患者，经皮椎体后凸成形是最佳选择，在透视下直接向椎体内注入骨水泥，可以增强椎体稳定性，预防骨折。

问题 什么是脊柱转移瘤微创减压术？

在脊柱转移瘤合适手术的患者中大部分治疗选择仍是后路减压内固定术。然而，许多患者并不适合开放手术。微创减压技术（图4－10）最先被运用于腰椎退行性疾病，最近已被用于脊柱转移瘤的治疗。手术是在透视下缓慢置入一个扩张器，并在椎体后部放置一个24mm的工作通道，如果有疼痛和神经根综合征，神经根减压可以很好地缓解这些症状，如果有必要还可以进行脊髓减压。显微镜下钻孔可以进行经椎弓根切除，这一操作不是为了切除全部的肿瘤组织而是仅达到减压目的，在脊髓周围形成一个数毫米的减压区来促进神经功能的恢复。有学者对10例不适合标准减压术的脊柱转移瘤患者进行微创减压术，8例患者Frankel评分至少提高了1分，2例术前不能

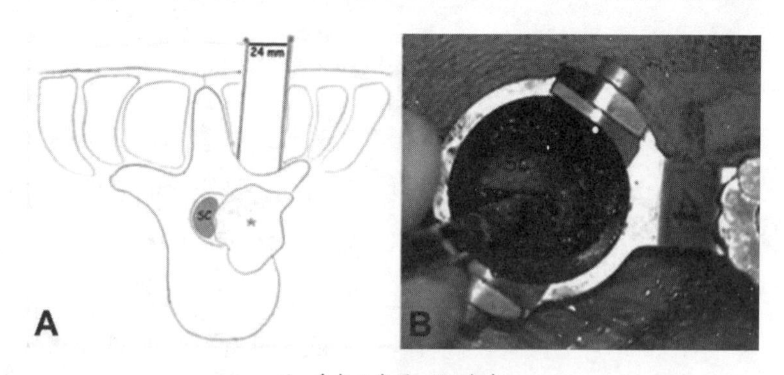

A. 手术示意图；B. 术中

图4－10　肺癌脊柱转移瘤后路微创减压术

行走的患者术后可以独立行走，无1例患者神经功能恶化，患者的神经根痛也得到了缓解。这一治疗有利于在术后第十天早期运用辅助治疗。由于脊髓周围安全间隙较小，患者应行术后放疗已防止神经压迫症状的再发。

问题 MESCC 患者的术后护理有什么要求？

对所有卧床休息的患者都要穿长筒弹力袜或间断进行双下肢气动脉冲按摩。常规给 MESCC 的患者（尤其对截瘫患者）皮下注射低分子肝素，防止静脉血栓的发生。术后疼痛会持续一段时间，但患者长期卧床可能引发褥疮，需要每2～3小时翻身一次。日常的肠道功能和膀胱功能要密切观察，并相应对症处理，必须对尿失禁患者制定详尽的护理计划。

问题 什么是脊柱转移瘤脊髓髓内转移（ISCM）？

脊髓髓内转移（ISCM）是恶性肿瘤转移至中枢神经的一种较罕见类型，目前尚无理想的治疗方法。本病占所有中枢神经系统转移瘤的8.5%，占脊髓肿瘤的4%～9%，在所有肿瘤病检中检出率为0.9%～2.1%，1/4的ISCM患者存在软脑膜病变，1/3伴发脑转移。ISCM通常无症状，仅0.1%～0.4%的恶性肿瘤患者临床出现ISCM症状。

问题 哪些肿瘤容易发生髓内转移？

肺癌转移是ISCM最常见的来源，约占ISCM的50%。各种肿瘤ISCM的发病率依次是肺癌（尤其是小细胞肺癌）29%～54%，乳腺癌11%～14%，肾癌6%～9%，结直肠癌

3%～5%，黑色素瘤6%～9%，淋巴瘤4%，甲状腺癌2%，卵巢癌1%，原发病灶不明约3%。

问题 如何诊断脊柱转移瘤脊髓内转移？

通过临床表现并不能区分髓内转移和硬膜外转移、癌旁坏死性脊髓病、放射性脊髓病，以及其他一些由营养障碍、脱髓鞘、炎症、血管性疾病引起的病变（图4－11）。影像学是ISCM的最重要诊断手段，脊髓MRI已是ISCM诊断的常规检查方法。脑脊液细胞学检查结果往往呈阴性。几乎所有ISCM患者（95%）脑脊液蛋白水平异常升高。既往的研究中，1/2～2/3的脑膜转移的患者脑脊液癌细胞检查阳性。因此，腰椎穿刺脑脊液分析对于ISCM的诊断有一定局限性。

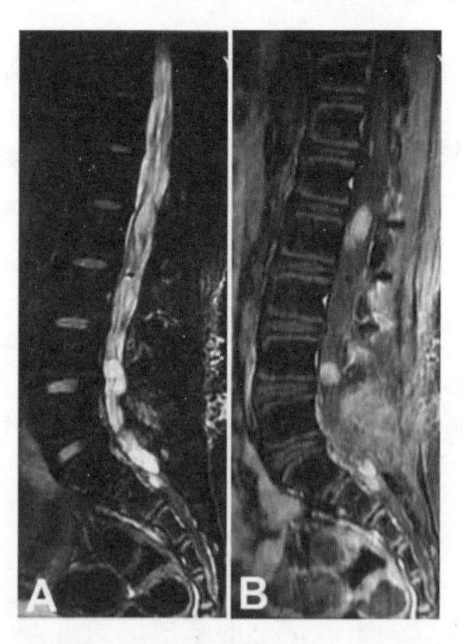

A. T2加权抑脂MR矢状位像；B. T2加权MR矢状位像

图4－11 室管膜瘤腰椎脊髓内多发转移

问题 ISCM如何治疗？

由于ISCM临床情况复杂多样且缺乏不同治疗方案的对照研究，目前尚难确定ISCM最理想的治疗方案。ISCM的治疗方法包括显微外科切除、立体定向外科、放疗、化疗、保守治疗（尤其是类固醇激素），许多学者提倡放疗，特别是对放疗敏感的原发肿瘤，如小细胞癌、乳腺癌、淋巴瘤。作者认为，手术是ISCM的最佳的选择，甚至可以获得较为乐观的术后功能转归。

问题 如何评价脊柱转移瘤外科治疗结果？

脊柱转移瘤外科治疗是姑息保守的治疗，如何评价治疗的效果，主要从以下方面进行综合考量：①全部神经系统情况；②运动系统状态；③括约肌控制；④疼痛变化；⑤肿瘤存活率；⑥肿瘤局部复发率；⑦手术合并症，合并症引起的再手术率；⑧患者满意率。

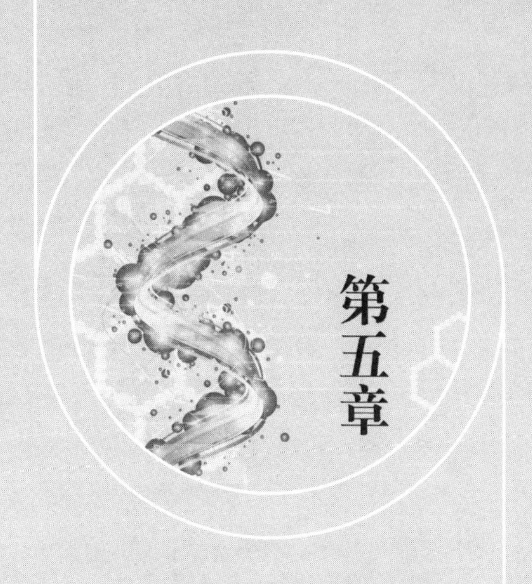

第五章

脊柱转移瘤的微创外科治疗

问题 脊柱转移瘤哪些手术属于微创手术?

脊柱转移瘤的微创外科治疗包括：椎体成形/椎体后凸成形术、内窥镜脊柱手术、微创减压术、经皮椎体内固定术、射频消融技术等。

问题 微创手术有何优势?

传统开放手术可能会造成椎旁肌肉和软组织的广泛损伤，引起医源性肌肉去神经支配、肌内压力升高、局部缺血、感染、术后疼痛。为了减少传统手术的并发症，缩短康复期，各种微创技术已逐渐用于脊柱转移瘤的治疗。微创技术在获得相同手术疗效的前提下不仅减少了出血、减少了周围组织的损伤、降低了术后疼痛、缩短了康复和住院时间，同时能大大降低术后感染等并发症的发生。微创技术的另一优点是不延误辅助治疗，由于无死腔、组织坏死及切口不愈合的风险，术后辅助放疗可很快进行。微创技术可以在脊柱转移瘤的治疗中联合或独立应用。

问题 经皮微创椎体成形技术在我国是否成熟?

1984 年，法国人 Galibert 等首先采取经皮穿刺至椎体后注入骨水泥，治疗 1 例椎体侵袭性海绵状血管瘤，取得了良好的镇痛效果，随访 3 年结果满意，从而开创了经皮椎体成形术的先河。1990 年，Galibert 将椎体成形术用于骨质疏松症所致的压缩性骨折，取得了很好的疗效。后美国人开始应用椎体成形术治疗椎体压缩性骨折，此后在欧美国家迅速流行，并且适应证也扩大到椎体恶性肿瘤。国内在 20 世纪末和 21 世纪初引进开展这项手术，近年来其发展十分迅速，已经在国内广泛应用于临床。

问题 经皮椎体成形术需有麻醉医生的参与最安全?

骨质疏松症或脊柱转移瘤患者多高龄体弱多病，术前部分患者已合并高血压、糖尿病、冠心病等内科基础疾病；注入骨水泥时有时会引起血流动力学波动，主要表现为血压降低，心率加快甚至心律失常；单纯的局部麻醉不能很好地抑制患者的疼痛和体动反应，降低患者和术者的满意度。麻醉医生的参与势在必行，插管全麻有小题大做之嫌，监护下局部麻醉结合静脉麻醉是最理想的麻醉方法。气道管理和控制是此类俯卧位手术的重点和难点，面罩给氧是最基本的给氧方式，必要时术中患者采用侧卧位可保证经皮椎体成形术的安全进行。

问题 微创椎体成形术的适应证有哪些?

微创椎体成形术的适应证包括：①骨质疏松性压缩性骨折。随着人们预期寿命的普遍增长，骨质疏松症患者越来越多，骨质疏松症导致椎体力学强度降低，自身负重或即使很小的外力暴力，也极易造成椎体骨折。研究发现，椎体成形术后，90% 骨质疏松性压缩性骨折患者的疼痛在 24 小时内迅速缓解。②溶骨性转移瘤和多发性骨髓瘤应用椎体成形术治疗转移性椎体肿瘤，可增强脊柱稳定性，提高生活质量。③侵袭性椎体血管瘤。有症状的血管瘤，如发生疼痛、椎体压缩及血管瘤向椎管内生长引起神经症状，椎体成形术治疗可阻断血管瘤的血供，缓解相关临床症状。

问题 恶性肿瘤患者为何容易发生椎体压缩性骨折？

恶性肿瘤发生转移的过程中容易发生椎体压缩性骨折等严重并发症。一方面是因为肿瘤直接的骨溶解造成脊柱不稳定；另一方面，放射治疗、激素治疗、类固醇治疗及肿瘤患者较差的全身状况同样会造成椎体压缩性骨折。

问题 恶性肿瘤患者椎体压缩性骨折的发生率是多少？

骨髓瘤是最常见的原发性骨恶性肿瘤，其中70%的患者椎体受累。骨骼是人体继肺和肝脏第三个恶性肿瘤主要转移部位。30%～95%的乳腺癌、前列腺癌、肺癌、膀胱癌和甲状腺癌患者发生骨转移；同时，脊柱又是人体最常见的骨转移部位，容易发生严重的椎体压缩性骨折。多发性骨髓瘤、乳腺癌和肺癌患者发生椎体压缩性骨折的概率分别为24%、14%和8%。放疗是治疗脊柱肿瘤转移最常用方法，但是放疗增加了椎体压缩性骨折发生的概率。椎体压缩性骨折在传统放疗的发生率为5%，而在立体定向放疗的发生率上升为11%～39%。

问题 为什么恶性肿瘤患者发生椎体压缩性骨折是一种严重并发症？

研究发现，发生椎体压缩性骨折的高龄女性患者的死亡率风险增加了32%，且发生骨折的椎体数目越多，患者死亡的风险越大，这可能与椎体压缩性骨折后脊柱后凸畸形诱发肺部并发症、身体虚弱等原因有关。同样，伴椎体压缩性骨折肿瘤患者的死亡率也明显高于未发生椎体压缩性骨折的肿瘤患者。此外，恶性肿瘤患者发生椎体压缩性骨折后会进一步造成脊柱不稳定，甚至发生脊髓压迫。

问题 为什么采用微创骨水泥椎体成形术治疗脊柱转移瘤椎体压缩性骨折?

一方面，对于身体条件较差的肿瘤患者而言，开放性手术风险大、患者不易耐受，且并发症及死亡率高。同时，由于患者的年龄、并发症及骨质疏松等原因常会造成内固定失败，因此，内固定的使用对于多数脊柱转移瘤椎体压缩性骨折患者而言并不是最佳选择。开放性手术仅适用于伴有严重脊柱畸形、不稳定骨折或者严重神经损害并发症的脊柱转移瘤椎体压缩性骨折患者。

另一方面，保守治疗长期卧床可导致肺栓塞、肺炎、病椎疼痛不缓解、严重的脊柱后凸畸形、消瘦、抑郁等并发症，严重影响脊柱转移瘤椎体压缩性骨折患者的生活质量。因此，很多权威专家选择使用经皮微创骨水泥椎体成形术等椎体增强技术治疗脊柱转移瘤椎体压缩性骨折。

问题 微创骨水泥椎体成形术治疗脊柱转移瘤椎体压缩性骨折有哪些优点?

经皮骨水泥椎体成形术能显著减轻脊柱转移瘤椎体压缩性骨折患者疼痛症状、稳定脊柱、矫正或阻止已有的或即将发生的脊柱后凸畸形，预防脊髓压迫的发生，降低死亡率。同时，椎体成形术可以结合术中活检、射频消融、辅助性放疗使用。

问题 为什么椎体成形术治疗脊柱转移瘤椎体压缩性骨折比骨质疏松性压缩性骨折优势更加明显?

一方面，脊柱转移瘤椎体压缩性骨折的自然病程与骨质疏松性压缩骨折明显不同。骨质疏松性压缩骨折转归多为良性，至少1/3患者常能自愈。而伴有脊柱转移瘤椎体压缩性骨折患者由于肿瘤骨溶解、骨质疏松症、化疗和放疗、类固醇和芳香化酶抑制剂以及抗雄激素的使用带来的骨质流失、营养状况不良以及整体医疗状况较差等原因导致良性转归的可能性很低。另一方面，脊柱转移瘤椎体压缩性骨折患者身体条件较差，不易耐受保守治疗和长时间的卧床制动。而且如果椎体压缩性骨折后不积极治疗，较差的身体状况会影响其他抗肿瘤药物的疗效。

椎体成形术或椎体后凸成形术治疗脊柱转移瘤椎体压缩性骨折有较为显著的优势，包括：微创手术门诊即可完成；确切且立竿见影的疗效；活检可同时进行；骨水泥聚合产生热量后骨水泥单体的抗肿瘤效果；与开放性减压内固定手术相比治疗费用明显降低；患者在术后第一天即可以继续化疗及抗凝治疗等。使用放疗治疗脊柱转移瘤椎体压缩性骨折是放射性致敏的抗肿瘤药的禁忌证，而椎体成形术或后凸成形术可以避免此类问题。对肿瘤患者的疼痛控制极为重要。止痛药的减少使用尤其是对阿片类药物的控制降低了药物不良反应，提高了患者的生活质量。椎体成形术同时也降低了使用内固定的并发症，如长期卧床发生的深静脉血栓和肺炎等。

问题 为什么椎体成形术治疗脊柱转移瘤椎体压缩性骨折术中结合组织活检具有非常重要的意义？

组织活检是椎体成形术治疗脊柱转移瘤椎体压缩性骨折中很重要的一部分（图5-1）。它并不会增加手术并发症的发生率。每一次椎体形成术都应行活检，这是因为癌症患者也会因为肿瘤之外的原因发生椎体压缩性骨折。活检能够建立椎体转移瘤的诊断，避免不必要的放疗。一项研究发现，发生椎体压缩性骨折的恶性肿瘤患者病椎活检后提示恶性的仅占50%。活检在同一患者多发恶性肿瘤、在原发性质不明的肿瘤、在长时间的潜伏期后椎体压缩性骨折作为首发转移征象的情况下均具有非常重要的意义。

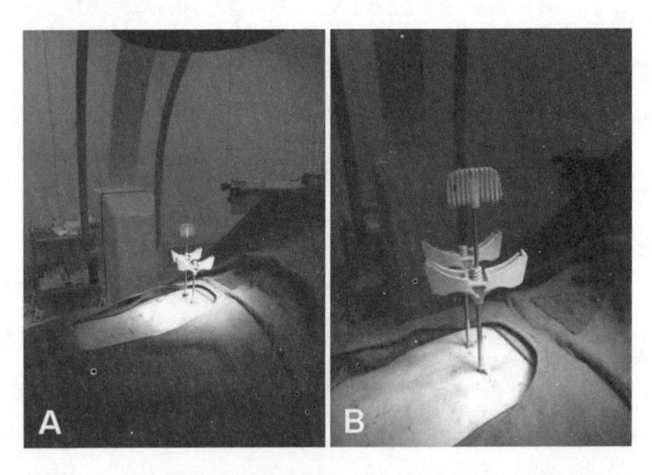

图5-1 肺癌脊柱压缩性骨折行椎体成形术结合病椎活检术

问题 放疗治疗脊柱转移瘤的不良反应有哪些？

放疗治疗脊柱转移瘤的作用不能立竿见影，且不能减轻由骨折引发的机械性疼痛。放疗的不良反应分急性、亚急性和迟发性三种。急性的不良反应出现在放疗照射的临近组织，如皮肤或者消化道上。亚急性的不良反应包括脊髓损伤（脊髓炎）、放射诱导的骨折以及对骨髓的毒性作用。晚期迟发的不良反应包括继发性恶性肿瘤。

问题 为什么椎体成形术结合放疗治疗脊柱转移瘤椎体压缩性骨折作为脊柱转移瘤骨痛的首选治疗时必须非常慎重?

放疗是脊柱转移瘤综合治疗中的重要步骤，放疗能使60% ~70%的患者减轻病痛并能控制肿瘤。由放疗不良反应引发的大部分并发症都很难治疗，考虑到恶性肿瘤患者对任何并发症的承受能力均较低，放疗的适应证必须认真评估。另外，如果由于脊柱转移瘤造成脊髓压迫或者脊柱不稳定等原因需要在放疗后进行开放性手术治疗，那么手术后切口不愈合、脑脊液漏和假关节形成等问题会倍增。

问题 为什么椎体成形术结合放疗治疗脊柱转移瘤是一种理想的治疗模式?

一方面，一些严重椎体压缩性骨折的患者由于疼痛剧烈而无法接受放疗。另一方面，经皮微创椎体成形术或后凸成形术在提高脊柱稳定性和预防放疗引发的骨折方面均很有作用。微创椎体成形术与放疗结合对一些恶性疾病患者而言是一种较新的治疗模式。椎体成形术可即刻获得止痛效果，而放疗则可以控制肿瘤发展。然而，治疗必须因人而异。椎体成形术的优势在于：建立诊断、可以在不延迟放疗的情况下取得即刻止痛效果、骨水泥可为将来的放疗提供定位参考、与放疗相比发生脊柱僵化的可能性更低。

问题 椎体成形术治疗脊柱转移瘤存在的质疑有哪些？

对椎体成形术的质疑包括：脊柱转移瘤一旦接受放疗，前面的多次椎体成形术将被误认为是不必要的。当脊柱转移瘤存在硬膜外脊髓压迫时，椎体后凸成形术球囊膨胀时将肿瘤推向椎管内的风险会增大。

问题 射频消融术治疗脊柱转移瘤优缺点有哪些？

射频消融术治疗脊柱转移瘤是现在医疗设备上较新的方法，仍属于微创手术，并可以与椎体成形术或后凸成形术结合使用。脊柱肿瘤射频消融产生的热效应能够引起肿瘤收缩并且促进骨水泥更好地分布到肿瘤床。然而，脊柱肿瘤射频消融术仅限于在距脊髓和神经根安全距离的脊柱转移瘤上使用。

问题 椎体成形术治疗脊柱转移瘤椎体压缩性骨折的禁忌证有哪些？

椎体成形术的禁忌证：心、肺、脑、肾等重要脏器功能严重障碍而无法耐受手术的高龄患者，凝血功能明显异常、全身或穿刺局部感染、椎体后壁缺陷、脊髓压迫、严重不稳定、T5以上的椎体压缩性骨折、对造影剂和骨水泥过敏。临床上，椎管狭窄或椎间盘源性疼痛较常见，需注意鉴别诊断。如果两症合并，也不宜行椎体成形术。然而，目前由于手术技术的提高，椎体后壁缺陷/硬膜外肿瘤压迫、上胸椎和颈椎的椎体压缩性骨折已成为椎体成形术相对禁忌证。对尚未发生神经损伤的脊柱转移瘤硬膜外肿瘤压迫的患者（尤其对放射敏感的肿瘤患者）可以同时接受椎体成形术和放疗。目前，除全身状况不佳外，椎体成形术的绝对禁忌证是伴有临床神经功能损害、严重不稳定（半脱位、脊柱后凸畸形）、骨髓炎的脊柱转移瘤硬膜外脊髓压迫症。

问题 椎体成形术治疗脊柱转移瘤椎体压缩性骨折的效果如何？

研究证实，椎体成形术在治疗脊柱转移瘤椎体压缩性骨折中可获得较好疗效，尤其以使用球囊扩张后凸成形术治疗多发性骨髓瘤和脊柱转移瘤的椎体压缩性骨折效果确切。一项随机性临床研究首先报道了与非手术治疗相比，球囊扩张后凸成形术优越性显著。椎体成形术组病例在病痛减轻、不稳定性的减少、患者生活质量提高以及止疼药使用减少等方面均显著优于非手术处理组。术后 1 个月，椎体成形术组患者的卧床人数较少，使用助行器、腰背支具、口服止痛药物的人数也较少。此研究不仅仅证实了球囊扩张后凸成形术比保守治疗存有优势，同时证明了 1 个月以后非手术治疗转为椎体成形术治疗的患者症状也有改善，说明早期使用球囊后凸成形术治疗椎体压缩性骨折是有益的。事实上，1 个月后，一半以上的非手术患者转为行椎体成形术后，这部分患者与起初接受椎体成形术患者的治疗效果相差不多，发生严重不良事件的概率也无明显增加，再发的椎体压缩性骨折在两组间并无明显差别。

问题 脊柱转移瘤椎体成形术和椎体后凸成形术的安全性和有效性有何差异?

恶性肿瘤脊柱转移瘤椎体成形术和椎体后凸成形术安全性和有效性尚有待观察。椎体成形术是将骨水泥直接注入目标椎体，而球囊后凸成形术则是首先利用球囊在椎体内膨胀制造出一个空腔，同时在一定程度上恢复压缩骨折椎体的高度，再向空腔内注入骨水泥。椎体成形术在恢复椎体高度方面不如球囊后凸成形术有效，且其临床意义目前并不非常明确。与球囊后凸成形术相比，椎体成形术被证明有发生较高的无症状或有症状的水泥渗漏的可能。值得注意的是，崩塌严重的椎体和陈旧性骨折椎体已不可能通过气囊在椎体内膨胀恢复高度，因此在这些情况下，两种技术的差别并不大。此外，脊柱椎体的成骨性转移瘤和放疗后椎体硬化可能会阻碍气囊有效膨胀。椎体成形术的费用也要低于球囊后凸成形术。

研究发现，在癌症人群中，椎体成形术和椎体后凸成形术治疗脊柱转移瘤椎体压缩性骨折都有效，对治疗中采取球囊后凸成形术和椎体成形术的骨髓瘤患者随访一年半，均有较好的效果。另外，两种手术方式的区别越来越与技术相关，优良手术的效果取得在很大程度上依赖医师的技术。目前，非球囊后凸成形术可以使用特殊的器材，这种器材能够在椎体内创建渠道，将骨水泥注入所需的位置。同时，使用高黏度的骨水泥能降低渗漏率。而对于严重骨质疏松或者骨折发生在脊柱高应力区域例如胸腰椎结合处者，推荐使用更为安全的球囊后凸成形术以代替椎体成形术。

问题 脊柱转移瘤椎体压缩性骨折椎体后凸成形术的主要优缺点有哪些？

球囊后凸成形术治疗椎体压缩性骨折的主要优势在于：椎体高度通常可恢复2～4mm；骨水泥渗漏的可能性减小。研究表明球囊后凸成形术在中段胸椎和胸腰段脊柱压缩椎体的高度恢复上极为有效。必须强调，椎体压缩性骨折造成的驼背会引发“多米诺效应”，造成脊柱椎体前方更大的负重和更多椎体的压缩骨折。胸腰椎骨折更容易引发脊柱矢状面失平衡和驼背畸形，而脊柱矢状面平衡恢复对患者带来的益处是肯定的。至少从理论上讲，病椎前柱高度的恢复，可改善脊柱的矢状面平衡，恢复脊柱的直立性，减少以伤椎为中心的屈曲运动，放松椎旁肌，减轻疼痛和避免继发椎体骨折。球囊后凸成形术的缺陷在于其医源性损伤，如由于骨水泥渗漏到椎间隙导致终板损伤，渗漏到椎间孔引起神经压迫或渗漏肺血管中诱发肺栓塞等。

问题 椎体成形术治疗脊柱转移瘤椎体压缩性骨折发生渗漏后如何处理？

通常椎体成形术治疗脊柱转移瘤椎体压缩性骨折发生骨水泥渗漏不会引发任何症状。然而有学者认为，一旦骨水泥渗漏到椎间盘，相邻的椎体则需行后凸成形术，以防止继发椎体压缩性骨折。而如果骨水泥被怀疑渗漏到椎管中（图5－2），则需行术中CT或透视以确定椎管内骨水泥渗漏的数量和位置。如果骨水泥的渗漏引起神经损伤则需行椎板切除和骨水泥移除。

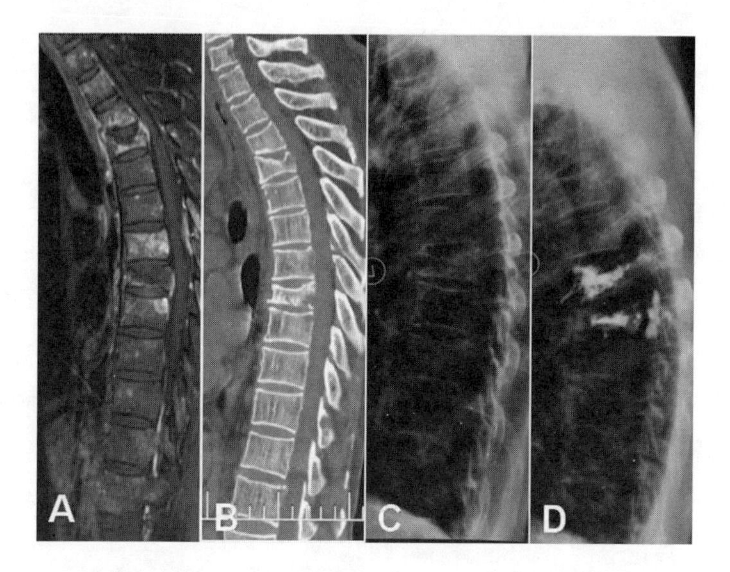

A. 术前核磁共振 T2 加权像抑脂 MR 矢状位像；B. 术前矢状位 CT 重建片；C. 术前 X 线侧位片；D. 术后 X 线侧位片

图 5－2　胸椎转移瘤椎体成形术中骨水泥向椎管内渗漏

问题 微创椎体增强技术治疗脊柱转移瘤椎体压缩性骨折的注意事项有哪些？

微创椎体增强技术治疗脊柱转移瘤椎体压缩性骨折的注意事项：①有足够的证据显示椎体成形术（尤其是球囊后凸成形术）是一种可以为有症状的 VCF 患者提供减少病痛的有效方式。②就癌症患者情况而言，由于球囊后凸成形术并发症较低，并能更好地恢复椎体高度，因此，文献更支持采用球囊后凸成形术。③无论是椎体成形术还是球囊后凸成形术，病理活检必须按要求进行。④椎体增强技术结合术后放疗或者射频消融术可能成为今后一种新的治疗模式。

问题 微创椎体增强技术治疗脊柱转移瘤椎体压缩性骨折术中的患者体位是什么？

椎体增强技术治疗脊柱转移瘤椎体压缩性骨折术中的患者体位是保证手术成功的重要因素。正确的手术体位既要保证充分暴露手术野，便于手术操作，使手术顺利进行，又要使患者在术中处于尽可能舒适的位置，避免术中心脑肺血管等并发症发生。

微创椎体增强技术治疗胸腰椎脊柱转移瘤椎体压缩性骨折术中的患者体位通常是俯卧位。方法：患者俯卧，两臂上举屈置头前，胸部到髂前两侧各垫一长枕，间距必须调整合适。要求稳定支撑躯干部的同时，避免臂丛神经受压，能保持正常的胸腹式呼吸。两小腿前及足部均放置软垫，大腿后方加约束带时避免过紧或太松，以能插入一手掌为宜。患者面部向下，前额部与两侧颊部与头托接触，使口鼻部位于头托空隙处，可保证患者呼吸通畅，头托空隙的侧方可插入氧气软管，可以不用面罩，保证患者在手术中持续低流量吸氧。也可直接使用弧形拱桥体位架。如果患者肩胛部有肿瘤骨转移，俯卧位两臂上举屈置头前困难，则可将两臂置于体侧固定，同样不会影响术中椎体的侧位透视。

微创椎体增强技术治疗颈椎脊柱转移瘤椎体压缩性骨折术中的患者体位通常是仰卧位。方法：患者自然平卧，膝关节下、足跟、肘部各加一软垫，减轻局部受压，膝部上方以约束带固定，避免过紧或太松，以能插入一手为宜。双臂置于体侧塞入中单内，以免患者术中移动手足影响手术。

问题 俯卧位进行微创椎体增强技术治疗转移瘤椎体压缩性骨折手术对患者有什么不良影响?

转移瘤椎体压缩性骨折行微创椎体成形手术的多为年老高龄患者，术前部分患者合并高血压、糖尿病、冠心病等内科基础疾病或并发肺炎、胸腔积液、肋骨转移等恶性肿瘤并发症。人俯卧位后，因为压迫，使胸壁及肺的顺应性减小，潮气量降低，呼吸做功增大，肺通气血流比值失调，老年人心血管代偿能力差，更易发生血流动力学波动。因此，转移瘤椎体压缩性骨折采用微创椎体增强技术治疗时术前必须对患者术中体位进行认真细致评估。

问题 微创椎体增强技术治疗胸腰椎转移瘤椎体压缩性骨折可以侧卧位完成吗?

微创椎体增强技术治疗胸腰椎脊柱转移瘤椎体压缩性骨折通常采用双侧经椎弓根入路或单侧椎弓根入路，因此，术中患者体位取俯卧位最为适合。但由于部分脊柱转移瘤椎体压缩性骨折患者体弱、恶性肿瘤引发的并发症较多，心肺功能较差，或者患者高龄、心脑血管等基础疾病较多，均不能耐受俯卧位局麻下进行的微创椎体增强技术，可选择侧卧位行胸腰椎脊柱转移瘤椎体压缩性骨折的微创椎体增强技术，但手术难度增大，对手术医生的操作技能要求较高。

问题 微创椎体增强技术治疗胸腰椎转移瘤椎体压缩性骨折术中侧卧位怎样安放?

微创椎体增强技术治疗胸腰椎转移瘤椎体压缩性骨折术中

侧卧位为标准90°侧卧位。

方法：先将双层胸腔搁手架插入患者非手术侧的床垫下。患者90°侧卧，一侧上肢放在搁手架上层，另一上肢放在下层。双层搁手架可以使胸廓自然舒展，不会受到双侧上肢挤压，能保持正常呼吸，胸椎更加稳定。位于上方的下肢要适当弯曲，下方的下肢则自然伸直，可避免臂丛神经受压。患者两肩连线和手术台成90°，腋下方放置一大软枕，进一步避免臂丛神经受压。骨盆左右以软垫及骨盆固定器前后夹持固定。双膝部中间接触处放置一低软枕，并在大腿外侧以约束带固定约束，加约束带时避免过紧或太松，以能插入一手掌为宜。

问题　微创椎体增强技术治疗转移瘤椎体压缩性骨折的最佳麻醉方式是什么？

经皮椎体成形术属于微创技术，过去由于普遍认为疼痛较轻，手术常在局麻下完成。但近年来的临床资料表明，局麻下手术患者的舒适性和安全性较差，各种循环、呼吸不良事件也时有报道。目前认为，微创椎体增强技术治疗转移瘤椎体压缩性骨折的最佳麻醉方式是局麻结合监测下的静脉复合麻醉。

问题　微创椎体增强技术治疗转移瘤椎体压缩性骨折如何在局部麻醉下进行？

局部麻醉仍然是椎体增强技术治疗转移瘤椎体压缩性骨折国内应用最多的麻醉方法。手术体位摆好后，透视定位，皮肤消毒并铺无菌巾，经皮逐层浸润至骨质表面，麻醉起效后即可穿刺手术。研究发现局部麻醉不能完全有效的缓解椎体成形术的疼痛，患者术中的平均 VAS（疼痛视觉模拟评分表）为 3.3 分，39% 的患者认为局部麻醉不能有效缓解他们的疼痛，这部分患者的 VAS 平均高达 7.3 分。患者能否耐受跟患者个体对疼痛的耐受能力有关，局麻时患者对疼痛的恐惧会产生焦虑和不快，降低术中依从性，增加手术风险。局麻药的配置方案为：罗哌卡因 75mg/10mL 1 支，利多卡因 2g/10mL 1 支至 1 支半，注射用水 10mL 2 ~3 支。但需要强调的是局部麻醉下进行微创椎体增强技术治疗转移瘤椎体压缩性骨折必须在监测下进行。

问题 微创椎体增强技术治疗转移瘤椎体压缩性骨折可以在椎管内麻醉下进行吗?

微创椎体增强技术治疗转移瘤椎体压缩性骨折采用椎管内麻醉方式国内外应用报道较少。因为脊柱手术目前均不采用椎管内麻醉，且患者多年老，脊柱退化变形，增加麻醉穿刺难度和管理，风险效益比低。国外文献报道了一例 93 岁的老年患者，因喉癌椎体转移引起严重的腰背痛，计划行椎体后凸成形术，术前头颈活动严重受限，张口度严重受限，Mallampati 气道分级为 4 级，预计行全身麻醉或单纯静脉麻醉有极大的风险，术中用 0.25mg 芬太尼静注镇痛后，在影像介导下行腰 3/4 椎间隙穿刺，给予小剂量 0.5% 布比卡因行蛛网膜下腔麻醉，控制好麻醉平面，顺利完成手术。

问题 微创椎体增强技术治疗转移瘤椎体压缩性骨折可以在全身麻醉下进行吗?

应用插管全身麻醉进行转移瘤椎体压缩性骨折微创椎体增

强术较少见。国内有研究发现，局部麻醉和插管全身麻醉两种方法都能完成转移瘤椎体压缩性骨折椎体增强技术治疗手术，对患者手术预后没有区别，具体麻醉方法应根据患者情况和麻醉医师对患者病情的评估来决定。临床上，患者清醒状态下进行微创椎体增强术，对预防和避免术中由于穿刺和骨水泥渗漏诱发神经血管的风险更加有效。因此，目前全身麻醉下进行转移瘤椎体压缩性骨折微创椎体增强技术仅适用于同时接受脊柱后路减压内固定和椎体增强技术的转移瘤椎体压缩性骨折病例。

问题 为什么微创椎体增强技术治疗转移瘤椎体压缩性骨折提倡在监测下静脉麻醉下进行?

监测下静脉麻醉下进行转移瘤椎体压缩性骨折微创椎体增强术国外应用非常普遍。国外有学者报道，在局部麻醉的基础上，术中联合应用丙泊酚泵注镇静，患者手术过程更顺利，恢复更好，手术医生满意度更高，是一种简单安全有效的方法，丙泊酚用量跟患者年龄和术前内科合并疾病密切相关。另有国外学者比较了丙泊酚靶控输注结合听觉诱发电位监测麻醉下进行转移瘤椎体压缩性骨折微创椎体增强术，与单纯应用丙泊酚靶控输注麻醉下进行微创椎体增强术相比，能更好减少患者体动反应，提供更好的镇静，外科医生满意度也更高，值得推广应用。

目前认为，插管全身麻醉对微创椎体增强术不是很有必要，但由于大部分患者对手术很紧张，术前术中的疼痛和手术体位不适引起躁动，患者不能很好地配合手术，因而麻醉医生的参与成为必需。因此，在局部麻醉的基础上，术中除联合应用丙泊酚或咪达唑仑泵注镇静外，阿芬太尼、氟比洛芬酯、芬太尼均可用于转移瘤椎体压缩性骨折的术中镇静。

问题 微创椎体增强技术治疗转移瘤椎体压缩性骨折的副作用与并发症有哪些？

通常认为微创椎体增强技术治疗转移瘤椎体压缩性骨折安全有效。然而，微创椎体增强技术治疗转移瘤椎体压缩性骨折仍有一定风险，其副作用与并发症包括：①骨水泥渗漏引起的相关并发症，如神经和脊髓的压迫。②肺栓塞和深静脉栓塞。③心血管系统反应。④局部疼痛。⑤骨水泥导致死亡。⑥感染。

问题 为什么骨水泥渗漏是微创椎体增强技术治疗转移瘤椎体压缩性骨折最常见的并发症？

骨水泥渗漏是椎体成形术最常见的并发症，包括：骨水泥渗漏产生的直接及其间接临床症状，如神经压迫和肺栓塞等。常见渗漏部位有硬脊膜外腔、神经根管、椎旁软组织、椎旁静脉丛及相邻椎间盘。骨水泥渗漏与骨水泥填充量有线性关系，骨水泥推注时呈液态，当一次注射量过多，使椎体内压力增高，可增加渗漏的风险。另外，穿刺针穿破椎弓根或椎体后缘，骨水泥可进入椎旁软组织和（或）静脉丛。与骨水泥渗漏有关的并发症，文献报道有一定差异。

问题 为什么微创椎体增强技术治疗转移瘤椎体压缩性骨折会发生肺栓塞和深静脉栓塞的严重并发症？

微创椎体增强技术治疗转移瘤椎体压缩性骨折手术过程中向

椎体注入骨水泥时，骨髓或脂肪颗粒、骨水泥单体可能在注射压力过大的情况下进入静脉和肺循环系统，从而引起深静脉栓塞和肺栓塞。控制单次手术节段、避免注射速度过快、骨水泥调制稀薄适宜等可在相当程度上预防深静脉栓塞和肺栓塞的发生。

问题 微创椎体增强技术治疗转移瘤椎体压缩性骨折时骨水泥引起的心血管反应是什么？

微创椎体增强技术治疗转移瘤椎体压缩性骨折骨水泥引起的心血管常见反应：患者出现心率加快、血压降低、少尿等休克征象时，排除术中出血、药物过敏则多为骨水泥引起的心血管反应。此类患者多为老年人，心肺血管代偿能力差，术中更易出现心肌抑制、血管扩张继而出现心血管症状。

问题 微创椎体增强技术治疗转移瘤椎体压缩性骨折局麻后术中穿刺仍会疼痛吗？

椎体增强技术是微创手术，局部条件下，局部穿刺部位软组织路径的疼痛可以完全控制。然而，脊柱转移瘤椎体溶骨性破坏同时可合并成骨性改变，同时，脊柱转移瘤患者常接受二膦酸盐和靶向及激素药物治疗，可导致病椎成骨、变硬，穿刺针猛烈敲击会引发椎体局部的疼痛。因此，微创椎体增强技术通常仅推荐应用于溶骨性转移瘤。

问题 微创椎体增强技术治疗转移瘤椎体压缩性骨折会并发感染吗？

理论上，任何侵入性的手术都有可能引起感染，特别是术前免疫功能低下，或使用免疫抑制剂，则更易使感染扩散。但实际临床应用中只要注意无菌观念，微创椎体增强技术治疗转移瘤椎体压缩性骨折感染发生率很低，相关报道极少见。微创椎体增强技术术前无需常规应用抗生素。

问题 微创椎体增强技术骨水泥反应会导致患者死亡吗？

微创椎体增强技术治疗转移瘤椎体压缩性骨折骨水泥直接导致死亡的病例极为少见。一旦出现，则多与高龄、既往心肺疾病如冠心病、高血压等高危因素相关。因此，术前对高龄、多病患者心、肺、脑、血管等系统进行严格评估至关重要。

问题 微创椎体增强术术后多久可以下地活动？

微创椎体增强技术具有创伤小，恢复快等优点，对于骨质疏松引起的压缩骨折患者，原则上术后即可佩带支具下地活动。对于脊柱转移瘤患者通常情况相对较差，恢复慢，原则上只要身体状况允许，鼓励早期佩带支具下地活动。

问题 骨水泥是什么？

骨水泥是一种用于骨科手术的医用材料，由于它的部分物理性质以及凝固后外观和性状颇像建筑、装修用的白水泥，便有了如此通俗的名称，其化学名为聚甲基丙烯酸甲酯（PMMA）。骨水泥凝固后可以增强椎体的强度，同时凝固时释放的热量可以损毁椎体内的痛觉纤维，达到增强椎体稳定性，缓解病椎疼痛的效果。

问题 椎体成形术目前存在哪些问题?

自1984年第1例椎体成形术成功实施至今已有30年历史，在美国每年开展的椎体成形术超过50万台，那么椎体成形术已经趋于完美了么？显然不是，许多关于椎体成形术生物力学的问题仍然没得到解决。如最佳注射剂量、理想的骨水泥特性、骨水泥在椎体中的理想分布。

问题 什么是骨水泥体积效应?

1999年，Belkoff最先确定了骨水泥注射体积所产生的效应。研究者发现椎体刚度和强度的增加直接与注入骨水泥的体积成比例。而手术入路可以影响骨水泥的分布，经双侧椎弓根入路比经后外侧入路可以获得更高的刚度和强度，因为前者比后者可以多注入20%的骨水泥。目前临床上椎体成形术一般达到的体积填充率为20%，若高于此量，则骨水泥溢漏的风险增高。入路方面，双侧椎弓根入路可以达到更好的强化效果，且比后外侧入路更易操作。

问题 为什么椎体成形术治疗脊柱转移瘤并发症风险要高于骨质疏松压缩骨折患者?

对于治疗骨质疏松椎体塌陷和椎骨血管瘤，并发症较少见，分别为1%～3%和2%～5%。而治疗脊柱转移瘤的并发症发生率要高很多，大约为10%，这是因为溶骨性骨质破坏大大增加了骨水泥外漏的风险。造成并发症的常见原因包括：①患者选择不当；②透视质量差，患者不配合，骨水泥显影不好；③操作错误；④没有对患者进行监测；⑤无菌操作技术不正确。

问题 为什么椎体成形术后相邻椎体易发生骨折？

排除相邻椎体病变引起的骨折不说，椎体成形术可以强化椎体预防骨折的发生，但对于邻近的椎体却可能促使发生骨折。椎体成形术治疗后约20%的患者会再发生骨折，约67%的新发骨折邻近治疗过的椎体。载荷的转移（被治疗过的椎体内的应力集中效应）造成邻近椎体承受力的分布发生变化，从而导致骨折。必须注意的是，虽然椎体成形术后邻近椎体骨折风险增加，但增加的程度取决于其他因素，如骨密度、椎间盘的质量、骨水泥的分布和注入量、治疗的节段。这些因素间如何作用尚不清楚。

问题 疼痛性骨转移瘤（POM）消融治疗的适应证是什么？

疼痛性骨转移瘤病灶消融（射频消融术或冷冻消融术）治疗的适应证：①中度或重度疼痛，10小时疼痛中至少有4小时最严重；②局部疼痛仅限于1～2处，且与异常的影像学表现相对应；③POM病灶必须易于消融治疗设备的使用。典型的溶骨性、混合溶骨/成骨性或软组织病灶可给予消融治疗（图5－3）。

射频消融术治疗的禁忌证：位于脊髓、运动神经、脑、腰膨大动脉、直肠、膀胱等重要脏器中部分病灶应在1cm之内。

问题 冷冻消融术与射频消融术相比有什么优势？

与射频消融术相比，冷冻消融术对治疗POM具有一些独特的优势：①消融区易被 CT 或 MRI 间断监测；②产生的冰球在 MRI 各序列及界限清楚的 CT 上显示为低衰减区；③允许一次性同时采用多探针对大病灶（直径约 8cm）进行完全消融，此方法避免了探针分次连续消融时残留肿瘤的可能；④因冷冻消融产生的冰球比射频消融刀头作用范围大，冷冻消融术治疗的病灶相应较大。

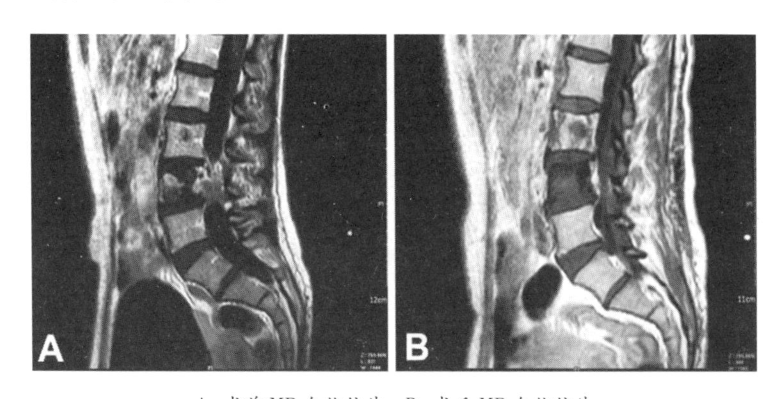

A. 术前 MR 矢状位片；B. 术后 MR 矢状位片

图 5－3　乳腺癌腰 4 椎体转移瘤射频消融技术

问题 哪些患者适合经皮内固定术？

脊柱转移瘤患者通常存在脊柱不稳。对于脊柱不稳不伴有脊髓压迫的患者可以通过椎体形成术或经皮椎体内固定术获益，但对于椎体皮质破坏严重，骨水泥渗漏风险较高的患者，经皮椎体内固定术是一种很有价值的治疗选择，因为预期生存率较短的患者不必再担心椎体融合。脊柱固定术可以缓解疼痛和提高生活质量（图 5－4）。

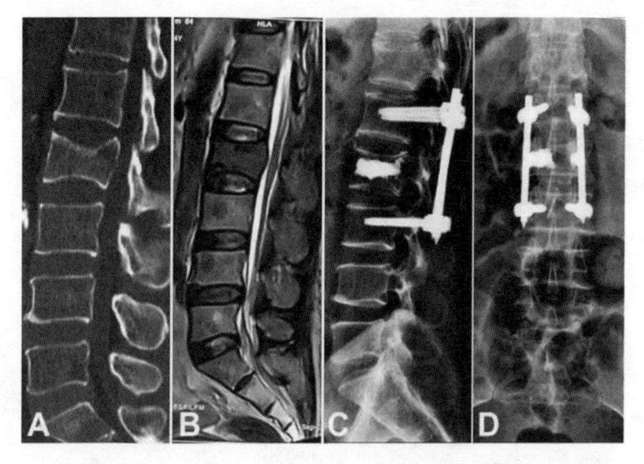

A. 术前CT冠状位三维重建片；B. 术前MRI T2加权抑脂MR矢状位像；C. 术后X线前后位片；D. 术后X线侧位片

图5-4　肺癌腰2椎体转移瘤后路经皮短节段椎弓根内固定术结合腰2椎体成形术

问题 经皮椎弓根螺钉内固定和椎体成形术都可用于病理性压缩骨折治疗，哪种治疗效果更佳？

经皮椎弓根螺钉内固定和椎体成形术都适用于不伴有脊髓压迫的椎体病理性压缩骨折患者，可以改善脊柱稳定性，缓解病椎疼痛。但是从力学角度考虑，经皮椎弓根螺钉内固定主要加强脊柱后方结构稳定性，减轻椎体所受到的轴向负荷，减轻疼痛。此外脊柱转移瘤多发椎体转移患者或老年骨质疏松患者螺钉松动发生率较高，但脊柱转移瘤患者生存期较短，很大部分患者松动时间远大于生存期。椎体成形术通过骨水泥加强椎体稳定性，骨水泥散热效应可以损毁椎体痛觉纤维，有效缓解疼痛，是病理性压缩骨折的首选治疗（图5-5）。

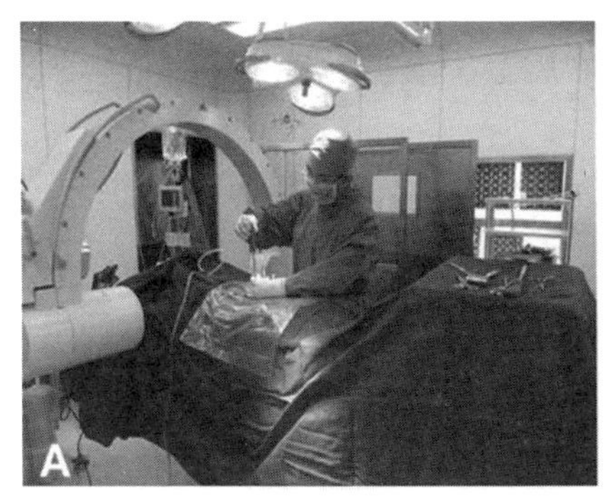

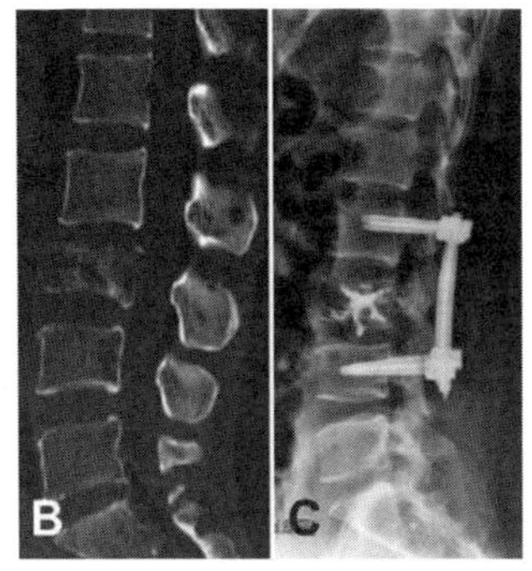

A. 术中；B. 术前 CT 矢状位重建片；C. 术后侧位 X 线片

图 5－5　肺癌腰椎转移瘤脊柱不稳定行结合椎体成形的微创经皮椎弓根螺钉固定术

问题　内窥镜技术在脊柱转移瘤手术中有何运用?

前路手术通常需要开胸或经腹腔操作，伴有较多的并发症如肺炎、肺不张、肺栓塞、气胸等。为了减少手术路径引起的皮肤、肌肉、肋骨的损伤，内窥镜技术正逐渐被运用于胸椎转移瘤的外科治疗（图 5－6）。患者取侧卧位，从第 7 肋间穿刺。

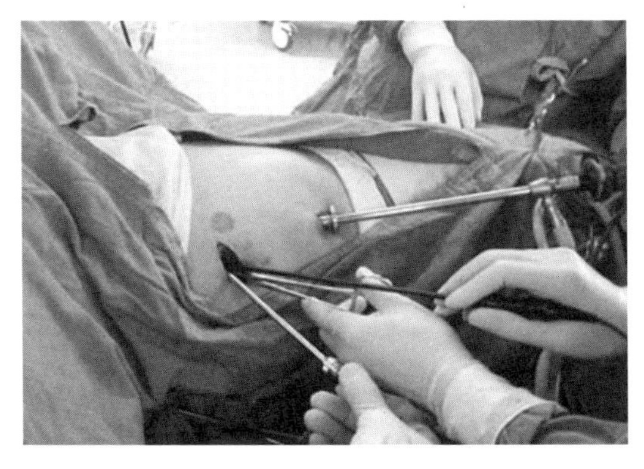

图 5－6　肺癌胸椎转移瘤经胸腔镜前路肿瘤切除术

使用对侧肺通气，同侧肺组织萎陷并下降至前内侧以暴露胸椎。通过胸壁外侧的小切口（3 或 4 个）置入器械和内窥镜。目前包括肿瘤切除和椎体固定等所有的操作均可以通过内窥镜技术完成。在过去的 20 年里，许多研究报道了该技术在降低开胸并发症上的临床成果。然而，这一技术对手术者的操作技巧有着较高的要求，学习曲线较为陡峭。

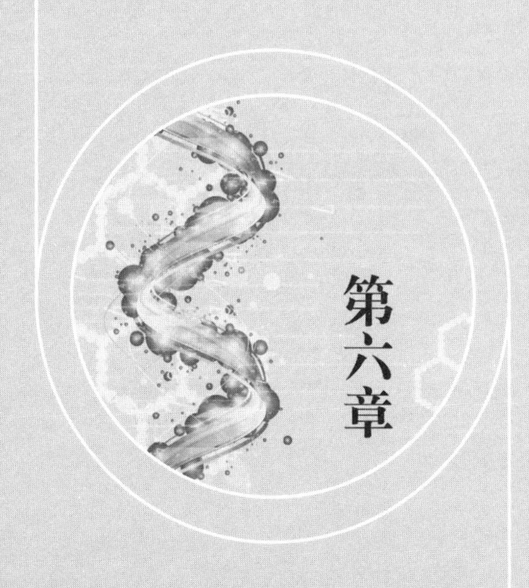

第六章

骨转移瘤与脊柱转移瘤的系统内科治疗

问题 骨转移瘤内科治疗的目的是什么？

癌症患者骨质流失加速是一个常见的问题，肿瘤侵袭骨骼、类肿瘤蛋白和（或）激素治疗均可导致患者骨质流失加速。内科治疗除了针对原发部位的抗肿瘤治疗外，还应当防止或减轻骨破坏，预防病理性骨折的发生，降低发生骨相关事件的风险，减轻癌症骨痛。配合外科手段和放射治疗达到局部肿瘤控制，增强骨组织结构稳定性的目的。

问题 为什么说脊柱转移瘤的治疗需要多学科专家合作？

脊柱转移瘤的治疗涉及手术、放疗和药物等多种方式。鉴于肿瘤病理、疾病解剖学范围和患者状态的多样性，标准化治疗尚难制定。脊柱转移瘤患者的治疗涉及手术学、肿瘤学、神经学、放疗学、药学、介入学和康复医学等多种专科。为了让每一位患者的治疗达到整体最优的效果，学科间的合作至关重要。目前针对脊柱转移瘤的治疗模式已形成共识：多学科联合 + 个体化原则 + 精准医疗。

问题 骨转移瘤内科治疗最常用的药物有哪些？

二膦酸盐是唯一对骨矿化基质有亲和力的药物，它能通过诱导破骨细胞凋亡来打断癌细胞、骨细胞和骨基质间的恶性循环，抑制基焦膦酸合酶（生物合成甲羟戊酸途径的关键酶）降低溶骨和增加骨骼矿化。含氮二膦酸盐（N-BPs）具有最大的抗溶骨活性。体外研究发现唑来膦酸是最强效的氨基二膦酸盐，并且它是唯一在所有转移性骨病灶类型中均有效的静脉内给药的二膦酸盐。

迪诺塞麦是一种全人类单克隆 IgG2 抗体，它能特异性与 RANKL 结合，抑制了 RANK 和 RANKL 之间的相互作用，导致破骨细胞活性下降、骨溶解降低以及骨量增加。美国 FDA 已经批准迪诺塞麦治疗绝经后女性骨质疏松，并于 2010 年 11 月批准了迪诺塞麦用于预防实质肿瘤源性骨转移瘤患者发生 SREs。

糖皮质激素可以缓解脊髓压迫引起的神经症状。主要机制为糖皮质激素可以降低局部髓内水肿。

问题 针对肿瘤骨转移的相关机制的研究，目前用于临床治疗或前期研究的分子靶向治疗有哪些？

二膦酸盐类通过进入破骨细胞和抑制基焦膦酸合酶（生物合成甲羟戊酸途径的关键酶）以降低溶骨和增加骨骼矿化。迪诺塞麦（全人类单克隆抗体特异性中和 RANKL）特异性结合 RANKL，阻断 RANKL 与 RANK 的结合，从而阻断了肿瘤促溶骨效应与溶骨促肿瘤效应的“恶性循环”。奥当卡替是一种组织蛋白酶 K 抑制剂，通过抑制破骨细胞释放组织蛋白酶 K 抑制溶骨活动。抗 PTHrP 抗体和阻滞 PTHrP 的药理学制剂能在实验动物模型中阻止骨溶解。姜黄素是从植物（姜黄）中分离的天然结晶，它可以抑制内源性 β-catenin 转录活性，从而抑制 Wnt 通路。姜黄素也可以有效地抑制肺癌细胞迁移和侵袭。FJ-9 是另一种 Wnt 通路抑制物，它能扰乱 Fz-7 受体与 Dvl 的 PDZ 结构域相互作用。β-catenin 选择性抑制剂，XAV939 和 IWR-1，也能通过抑制 Wnt 信号来抑制肿瘤细胞生长。已经证实其他 β-catenin 抑制剂，例如：G007-LK 和 G244-LM，在直肠癌中具有抗肿瘤效应，不过有待临床研究进一步论证。

问题 临床有治疗骨转移瘤的靶向药吗？

骨转移瘤涉及多种基因及细胞因子，目前存在针对这些细胞因子的靶向药物。如二膦酸盐类（唑来膦酸、帕米膦酸）、迪诺塞麦、组织蛋白酶 K 抑制剂（奥当卡替），其中以唑来膦酸使用最为广泛，它通过进入破骨细胞和抑制基焦膦酸合酶（生物合成甲羟戊酸途径的关键酶）达到降低溶骨和增加骨骼矿化的作用。

问题 靶向药在临床使用广泛吗？

唑来膦酸、帕米膦酸、迪诺塞麦是经美国 FDA 批准用于骨转移瘤治疗的靶向药物，大量研究证实它们可以抑制骨破坏，减少骨相关事件的发生率，延长生存期。其中以唑来膦酸运用最为广泛。

问题 靶向药有副作用吗？

虽然靶向药物是针对靶点特异性发挥作用的。但“是药三分毒”，临床上使用靶向药物也会出现一些并发症。①唑来膦酸：肾毒性，下颌骨坏死，发热，恶心，便秘，贫血，呼吸困难，低钙血症。②帕米膦酸：肾毒性，下颌骨骨坏死，低钙血症。③迪诺塞麦：低钙血症，泌尿道感染，上呼吸道感染，便秘，白内障，关节疼痛，下颌骨坏死。

问题 哪些肿瘤骨转移适合靶向药治疗？

目前临床上运用的骨转移瘤靶向药物包括唑来膦酸、帕米膦酸、伊班膦酸、迪诺塞麦。它们主要针对多发性骨髓瘤和实体肿瘤源性骨转移瘤。对于非实体瘤，如白血病骨破坏疗效不明确。

问题 二膦酸盐类药物用于治疗脊柱转移瘤的疗效如何？

目前尚无二膦酸盐专门针对脊柱转移瘤治疗的研究，并且二膦酸盐对脊柱病理性骨折的效果被二膦酸盐预防骨质疏松性骨折的效果所混淆。除了绝经的影响外，癌症治疗引起的骨丢失缺失可以增加骨折的发生率，有研究表明在有激素抵抗的转移性前列腺癌和各种实体肿瘤（主要是非小细胞肺癌）中唑来膦酸能减少脊柱骨折的发生率。

问题 二膦酸盐类药物治疗乳腺癌骨转移效果如何？

大约70%的晚期乳腺癌患者会出现骨转移瘤，且骨相关事件发生率较其他实体肿瘤高。二膦酸盐是最常用来预防乳腺癌骨转移患者骨相关事件的药物。研究表明静脉内注射二膦酸盐预防骨相关事件效果优于口服。而且发现唑来膦酸是临床上最有效的二膦酸盐制剂。该研究中唑来膦酸可以使骨相关事件发生率下降43%，至少一次骨相关事件患者的百分比下降20%以及可以延迟第一次骨相关事件发生时间。

在一项乳腺癌骨转移女性患者皮下注射迪诺塞麦（每月

120mg）和静脉内注射唑来膦酸（每月 4mg）的研究中，迪诺塞麦在延迟第一次骨相关事件发生时间方面优于唑来膦酸，它使第一次骨相关事件发生时间延迟了 18%。两组间的整体生存期、疾病进展和副反应发生率相近。

问题 二膦酸盐类药物治疗肺癌骨转移效果如何？

研究表明接受唑来膦酸治疗（每 3 周 4mg）的患者骨相关事件发生率较未治疗组下降了 9%。此外，唑来膦酸可以延长肺癌骨转移瘤患者平均生存期和疾病进展时间（图 6－1）。这些研究表明唑来膦酸在肺癌骨转移患者中可以延迟骨相关事件发生和降低骨相关事件风险。

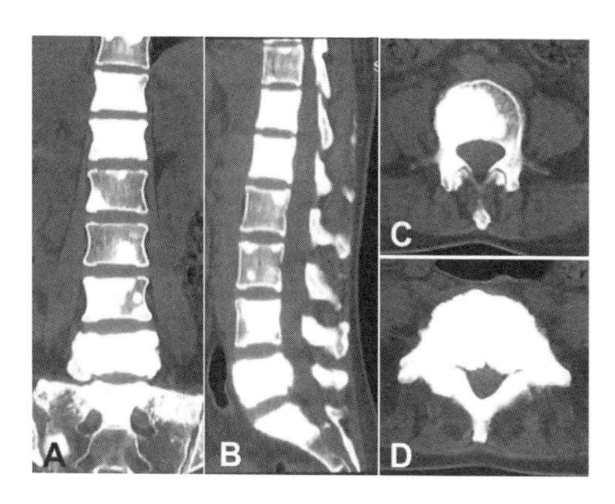

A. CT 冠状位重建片；B. CT 矢状位重建片；C. L1 椎体 CT 扫描片；D. L5 椎体 CT 扫描片

图 6－1 肺癌脊柱转移瘤唑来膦酸治疗（治疗 6 个月后）

问题 二膦酸盐类药物治疗前列腺癌骨转移效果如何？

大约 70% 的晚期前列腺癌患者会发生成骨转移瘤。已经证实唑来膦酸是在前列腺癌骨转移瘤患者中唯一具有长期有效性的二膦酸盐。唑来膦酸可以使患者第一次骨相关事件发生平均时间延迟6个月、骨相关事件的发生风险下降36%，同时可以缓解骨骼疼痛。此外，氯膦酸盐、帕米膦酸和依班膦酸在缓解骨骼疼痛方面也有益处。

有研究显示在前列腺癌骨转移患者中迪诺塞麦（每4周120mg）在延迟第一次骨相关事件发生时间和降低多发骨相关事件发生率方面均优于唑来膦酸（每4周4mg），两者在整体生存期、疾病进展时间和副反应方面效果相似。

问题 二膦酸盐类药物治疗肾癌和膀胱癌骨转移效果如何？

特异性设计评估二膦酸盐治疗肾癌和膀胱癌骨转移疗效的研究较少，所以肾癌和膀胱癌源性骨转移瘤的治疗指南并不成熟。但是可以明确的是与其他实体肿瘤转移相似，二膦酸盐联合放疗治疗转移性肾细胞癌是有益的，可以增高患者的疼痛缓解率，降低患者的骨相关事件发生率以及延长患者无骨相关事件生存期。

问题 二膦酸盐类药物治疗多发性骨髓瘤效果如何？

目前氯膦酸盐、帕米膦酸和唑来膦酸已被广泛运用于多发性骨髓瘤。70%～90%的多发性骨髓瘤患者表现为溶骨性病灶。研究显示氯膦酸盐、帕米膦酸和唑来膦酸均可以明显缓解疼痛以及骨相关事件发生率，口服和静脉用药均有效。帕米膦酸和唑来膦酸在骨相关事件发生率（47%和49%）和疼痛缓解方面疗效相近。但是，接受唑来膦酸治疗的患者中需要放疗的患者少于帕米膦酸治疗组。

问题 为什么肿瘤骨转移患者会出现高钙血症？

实质肿瘤骨转移瘤和骨髓骨骼疾病引起的广泛性骨溶解会导致钙过度释放入血，因此产生了高钙血症。高钙血症症状包括多尿、胃肠道应激、神经紊乱和昏迷、脱水以及肾功能障碍。高钙血症患者比无高钙血症患者有更晚期的疾病、更广泛的骨骼疾病、肾衰以及预后更差。目前唑来膦酸、帕米膦酸和依班膦酸已经被批准用于治疗恶性肿瘤高钙血症。

问题 二膦酸盐有抗肿瘤效应吗？

二膦酸盐能直接或者间接地减弱肿瘤生长和转移所需的多个过程。已经证实二膦酸盐具有诱导多种癌细胞系凋亡的能力。二膦酸盐也通过降低肿瘤黏附、迁移和侵袭来抑制转移。抑制血管生成是二膦酸盐的另一个特性。最近的研究也发现唑来膦酸通过抑制间充质细胞迁移以及阻断间充质细胞分泌促乳腺癌进展因子来增强抗肿瘤活性。

问题 怎么判断转移性疾病骨质流失？

肿瘤侵袭骨骼、类肿瘤蛋白和（或）激素治疗均可导致患者骨质流失。骨流失可以引起骨密度的降低，从而使得骨骼承受力下降容易发生病理性骨折，除了通过影像学图像判断骨密度的变化外，监测骨骼流失的标志物（例如：血清 NTx 和特异性骨碱性磷酸酶）也是有帮助的。研究显示大多数实质肿瘤骨转移瘤患者的尿 NTx 水平比正常年轻成人高。高水平 NTx 与骨相关事件风险升高及疾病进展相关。中或高水平 NTx 与死亡风险增加相关。另外，BALP 水平的增加与不良预后相关。同时这些骨质流失标志物也能反映治疗效果。

问题 骨流失标记物在治疗和预后判断方面有何作用?

研究发现尿 NTx 水平降低与治疗反应和疾病进展时间延长有关。在高尿 NTx 水平接受唑来膦酸后，70% ~80% 的患者在治疗的第一个 3 个月内 NTx 水平可恢复正常。正常 NTx 水平和改善的生存期以及改善的治疗疗效相关。未来的研究将提供用骨流失标志物识别骨转移瘤或者骨骼病灶进展高风险患者的证据。

问题 二膦酸盐治疗肿瘤骨转移和脊柱转移有何副作用?

静脉内注射二膦酸盐主要的副作用是发热和肌痛（55% 的患者会发生），典型的症状发生于注药后 12 个小时内。抗炎药物能够有效地缓解症状。口服二膦酸盐（伊班膦酸和氯膦酸盐）可导致腹泻和胃肠道激惹，因此美国没有批准它们用于治疗骨转移瘤。静脉内注射二膦酸盐出现电解质紊乱较少见，包括低磷血症、低钙血症、低镁血症和高镁血症。其他的例如维生素 D 缺乏、低甲状旁腺激素、低镁或者干扰素、氨基糖苷类或者袢利尿剂的运用均可激发这些副反应。

应用唑来膦酸或者帕米膦酸可能会出现肾损害（约 10%）。肾毒性与某些特殊的二膦酸盐制剂、药物剂量、治疗时间和附随的药物相关。在运用静脉注射二膦酸盐治疗前应该先评估患者的肌酐清除率。根据治疗指南，降低药物剂量以及延长药物注射时间能降低肾毒性。此外下颌骨坏死（ONJ）较少见，仅 1.4% 的接受二膦酸盐治疗的患者发生。糖皮质激素运用史、牙或者牙周疾病病史以及萨力多胺运用史也可以促进下颌骨坏死的发生。

问题 迪诺塞麦治疗肿瘤骨转移和脊柱转移有何副作用?

迪诺塞麦治疗骨转移瘤和脊柱转移瘤不良反应包括短期低钙血症、肾毒性、胃肠道激惹、下颌骨坏死等。有报道称迪诺塞麦可以增加严重感染的风险，包括心内膜炎、丹毒、蜂窝织炎和感染性关节炎。虽然迪诺塞麦致下颌骨坏死不常见，但是有报道称迪诺塞麦致下颌骨坏死的概率与唑来膦酸相近或甚至比唑来膦酸更高。

问题 骨靶向制剂用于治疗肿瘤骨转移和脊柱转移标准剂量是多少?

2000 年，美国临床肿瘤协会（ASCO）第一个公开发表了二膦酸盐治疗乳腺癌的循证临床实践指南，随后 ASCO 指南进行了更新，纳入了迪诺塞麦，但指南只推荐乳腺癌骨转移瘤骨质破坏患者使用骨靶向制剂。目前被批准用于肿瘤骨转移和脊柱转移骨破坏治疗的制剂包括：迪诺塞麦（皮下注射 120mg，每 4 周），静脉注射帕米膦酸（90mg，2 小时内注完）以及唑来膦酸（4mg，15 分钟内注完，每 3～4 周）。我们没有充足的证据证明哪一种制剂更加安全。对于累积肌酐清除率超过

60mL/min 的患者，不需要改变药物的剂量、注射时间和治疗周期。每一种剂量均需监测血清肌酐水平。肌酐清除率在 30 ~ 60mL/min 的患者，应该降低唑来膦酸的使用剂量。

问题 为什么患者在接受骨靶向制剂治疗前被建议接受口腔检查?

骨靶向制剂可以导致下颌骨坏死，ASCO 指南推荐所有的患者应该在骨靶向制剂开始运用之前进行牙科检查以及恰当的牙科预防，也应该在此之后维持适宜的口腔卫生。联合骨靶向制剂是治疗癌源性骨骼疼痛的标准治疗。而且，我们不推荐运用生物化学标准物监测这些药物。补钙和补充维生素 D 没有禁忌证。虽然有这些指南，但是仍然有一些问题没有解决。我们需要进一步研究明确合适的治疗周期或者多年接受这些药物治疗的患者的治疗间隔期。

问题 骨转移瘤和脊柱转移瘤内科治疗有什么前景?

骨转移瘤和脊柱转移瘤一旦发生骨相关事件，患者医疗费用、死亡率都会大大增加，尽早预防、降低骨相关事件的发生风险是十分重要的，因此适当合理的内科治疗可以降低骨相关事件的发生风险。目前除了二膦酸盐类药物（唑来膦酸、氯膦酸盐、帕米膦酸和伊班膦酸）以及迪诺塞麦用于预防和治疗骨转移瘤外，达沙替尼、奥当卡替、CXCR4 抑制剂、转移生长因子 β（TGF-β）、整合素受体抑制剂都可能是治疗骨转移瘤的潜在有效方法，但尚需进一步临床研究验证。

问题 糖皮质激素是否可以用于脊柱转移瘤的治疗？

糖皮质激素可以暂时缓解肿瘤导致的硬膜外脊髓压迫急性症状。主要机制为糖皮质激素可以降低局部髓内水肿。最佳剂量目前仍存在争议。有学者比较了高剂量（96mg 静脉注射）与低剂量（10mg 静脉注射）地塞米松在改善神经系统预后的疗效。结果存在分歧，有学者认为低剂量地塞米松疗效更好（神经功能改善率 25%：8%）。也有学者认为低剂量和高剂量的地塞米松在改善神经功能的治疗效果相似，但是大剂量地塞米松会增加并发症和副作用的发生率。两者截然相反的结论说明探索需要进一步进行。有一点是可以明确的，大剂量地塞米松会增加并发症和副作用的发生率。因此，临床医师在使用时需权衡利弊。

问题 糖皮质激素在脊柱转移瘤脊髓压迫症中如何运用？

对于任何怀疑有转移瘤脊髓压迫症的患者（无糖皮质激素使用禁忌证）都应当尽快使用糖皮质激素，甚至在做出影像学诊断之前即开始，如果诊断不成立也可以使用，皮质类固醇可以有效减少脊髓水肿。一项随机对照试验对大剂量地塞米松治疗 MESCC 进行了研究：治疗组静脉注射 96mg 地塞米松，随后口服 96mg 地塞米松 3 天，后逐渐减量 10 天，对照组不给予激素治疗，研究结果显示治疗组行走改善率明显高于对照组。此外研究还表明低剂量 10mg 地塞米松静脉注射，逐渐减量至 5mg 维持，对大部分患者有效。

问题 哪些肿瘤可使用化学激素疗法？

化学激素疗法常作为辅助治疗，主要用于敏感肿瘤。乳腺、甲状腺、小细胞肺癌和前列腺癌通常对化疗敏感，而胃肠道肿瘤、肺鳞状细胞癌和肾细胞癌对化疗的敏感性较差。活检获得的肿瘤病理可以预测肿瘤对于激素治疗的敏感性。例如，活检乳腺癌患者肿瘤细胞，根据其是否表达雌激素受体来决定雌激素受体调节是否可以辅助治疗此患者。值得注意的是，在一些转移性前列腺癌患者中，尽管原来的肿瘤病理表现为激素敏感，但是治疗后转变为激素抵抗性肿瘤不少见。通常我们将此类事件称为“激素逃逸”。这主要是因为激素治疗杀死了激素敏感性前列腺癌细胞而保留了激素抵抗性前列腺癌细胞，留存的激素抵抗性前列腺癌细胞大量增殖而产生对激素治疗的总体抵抗性。

问题 癌症疼痛治疗原则是什么？

癌痛应当采用综合治疗的原则，根据患者的病情和身体状况，有效应用止痛治疗手段，持续、有效地消除疼痛，预防和控制药物的不良反应，降低疼痛及治疗带来的心理负担，以期最大限度地提高患者生活质量。癌痛的治疗方法包括：病因治疗、药物止痛治疗和非药物治疗。

问题 癌症疼痛药物止痛原则是什么？

根据世界卫生组织（WHO）癌痛三阶梯止痛治疗指南，癌痛药物止痛治疗的五项基本原则如下：①口服给药：口服为最常见的给药途径。对不宜口服患者可用其他给药途径，如吗啡皮下注射、患者自控镇痛，较方便的方法有透皮贴剂等。②按阶梯用药：指应当根据患者疼痛程度，有针对性地选用不同强度的镇痛药物。③按时用药：指按规定时间间隔规律性给予止痛药。按时给药有助于维持稳定、有效的血药浓度。④个体化给药：指按照患者病情和癌痛缓解药物剂量，制定个体化用药方案。同时，还应鉴别是否有神经病理性疼痛的性质，考虑联合用药可能。⑤注意具体细节：对使用止痛药的患者要加强监护，密切观察其疼痛缓解程度和机体反应情况，注意药物联合应用的相互作用，并及时采取必要措施尽可能减少药物的不良反应，以期提高患者的生活质量。

问题 口服止痛药治疗癌痛时该如何选择？

口服为最常见的给药途径。应当根据患者疼痛程度，有针对性地选用不同强度的镇痛药物。①轻度疼痛：可选用非甾体类抗炎药物（NSAID）。②中度疼痛：可选用弱阿片类药物，并可合用非甾体类抗炎药物。③重度疼痛：可选用强阿片类药，并可合用非甾体类抗炎药物。在使用阿片类药物的同时，合用非甾体类抗炎药物，可以增强阿片类药物的止痛效果，并可减少阿片类药物用量。如果能达到良好的镇痛效果，且无严重的不良反应，轻度和中度疼痛也可考虑使用强阿片类药物。如果患者诊断为神经病理性疼痛，应首选三环类抗抑郁药物或抗惊厥类药物等。

问题 非甾体类抗炎药物（NSAID）使用时应当注意哪些？

非甾体类抗炎药物是癌痛治疗的基本药物，不同非甾体类抗炎药有相似的作用机制，具有止痛和抗炎作用，常用于缓解轻度疼痛，或与阿片类药物联合用于缓解中、重度疼痛。常用于癌痛治疗的非甾体类抗炎药包括布洛芬、双氯芬酸、对乙酰氨基酚、吲哚美辛、塞来昔布等。常见的不良反应有消化道溃疡、消化道出血、血小板功能障碍、肾功能损伤、肝功能损伤等。其不良反应的发生，与用药剂量及使用持续时间相关。非甾体类抗炎药的日限制剂量为：布洛芬 2400mg/d，对乙酰氨基酚 2000mg/d，塞来昔布 400mg/d。使用非甾体类抗炎药，用药剂量达到一定水平以上时，增加用药剂量并不能增强其止痛效果，但药物毒性反应将明显增加。因此，如果需要长期使用非甾体类抗炎药，或日用剂量已达到限制性用量时，应考虑更换为阿片类止痛药；如为联合用药，则只增加阿片类止痛药用药剂量。

问题 阿片类药物使用时应当注意哪些？

目前，临床上常用于癌痛治疗的短效阿片类药物为吗啡即释片，长效阿片类药物为吗啡缓释片、羟考酮缓释片、芬太尼透皮贴剂等。对于慢性癌痛治疗，推荐选择阿片受体激动剂类药物。长期使用阿片类止痛药时，首选口服给药途径，有明确指征时可选用透皮吸收途径给药，也可临时皮下注射用药，必要时可自控镇痛给药。常用的长效阿片类药物包括：吗啡缓释片、羟考酮缓释片、芬太尼透皮贴剂等。在应用长效阿片类药物期间，应当备用短效阿片类止痛药。当患者因病情变化，长效止痛药物剂量不足时，或发生爆发性疼痛时，立即给予短效阿片类药物，用于解救治疗及剂量滴定。解救剂量为前 24 小时用药总量的10%～20%。每日短效阿片解救用药次数大于3次时，应当考虑将前24小时解救用药换算成长效阿片类药按时给药。不良反应主要包括：便秘、恶心、呕吐、嗜睡、瘙痒、头晕、尿潴留、谵妄、认知障碍、呼吸抑制等。除便秘外，阿片类药物的不良反应大多是暂时性或可耐受的。

问题 什么是鞘内镇痛？

在蛛网膜下腔植入导管，使用内置或外置给药系统将吗啡（或加局部麻醉药）直接注入蛛网膜下腔的脑脊液中，吗啡的效率为口服的200～300倍，全身副作用小；低浓度局麻药可以节段性镇痛而不影响运动，疼痛区域无或仅有轻微的麻木感。第一线鞘内镇痛药包括吗啡、硫酸盐、氢吗啡酮和齐考诺肽，但也可选择其他药物。

问题 鞘内镇痛治疗疼痛性骨转移瘤（POM）的适应证有哪些？

鞘内镇痛治疗POM的适应证：①经三阶梯治疗疼痛控制不佳的晚期恶性肿瘤患者；②脊柱转移、神经压迫、内脏痛、癌性疼痛综合征。

问题 迪诺塞麦用于临床骨转移瘤治疗效果如何？

迪诺塞麦是高亲和力结合RANKL的人类IgG2单克隆抗体。随机双盲3期临床试验综合分析证实迪诺塞麦在延迟患者第一次骨相关事件（SREs）时间方面的疗效要优于唑来膦酸。但是，迪诺塞麦治疗组和唑来膦酸治疗组之间，患者的疾病进展和整体生存期没有差别。但在肺癌患者亚组中，与唑来膦酸治疗组相比，迪诺塞麦治疗组能改善整体生存期。

问题 为什么迪诺塞麦不能用于低钙血症的骨转移瘤治疗？

迪诺塞麦治疗首要的一个风险是低钙血症，肾功能不全者风险会更高。因此临床运用迪诺塞麦时需要监测患者的血钙浓度以免发生意外。同时，这也提示我们迪诺塞麦更适合运用于有高钙血症的患者，以及那些原发骨肿瘤产生了高钙血症的患者（如骨巨细胞瘤），有报道称迪诺塞麦在二膦酸盐难治性恶性肿瘤高钙血症中有显著疗效。

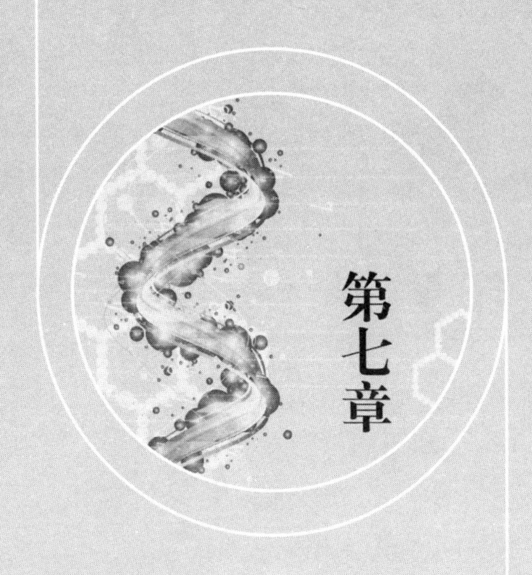

第七章

骨转移瘤与脊柱转移瘤的放射治疗

问题 什么是骨转移瘤与脊柱转移瘤的放射治疗?

放射治疗是利用射线产生的高能量杀伤肿瘤细胞从而达到消灭肿瘤的目的。大约70%的恶性肿瘤都可以或在某个阶段需要接受放射治疗，常见的易发生骨转移瘤的肿瘤包括乳腺癌、前列腺癌、甲状腺癌、肾癌、肺癌、食管癌、胃癌等大多数都对放疗敏感。既往人们认为放疗是骨转移瘤与脊柱转移瘤的标准治疗方法，但现在认为手术联合放疗效果要优于单纯放疗。

问题 放射治疗安全有效吗?

放射治疗用于骨转移瘤与脊柱转移瘤的治疗已经有几十年的历史了，20世纪人们一直认为放疗是骨转移瘤与脊柱转移瘤的标准治疗方法，能够有效缓解疼痛，实现肿瘤局部控制。但放疗会产生放射性皮炎、放射性食管炎以及食欲下降、恶心、呕吐、腹痛、腹泻或便秘等不良反应，随着放疗技术的不断进步，采用药物预防和中药调理等可以有效降低不良反应的发生率。

问题 骨转移瘤与脊柱转移瘤的放射治疗有什么不良反应?

放射治疗的不良反应主要是由于射线损伤了正常组织引起的副反应，如放射性皮炎、放射性食管炎、消化道反应（食欲下降、恶心、呕吐、腹痛、腹泻或便秘）、骨髓抑制等。脊柱转移瘤放疗出现的最严重的不良反应是放射性脊髓炎，但目前的适形调强放疗，立体定向放疗技术能够在实现杀灭肿瘤细胞的同时最大限度降低脊髓照射剂量，避免放射相关的脊髓损伤。术后放疗可能引起术后切口不愈合、切口感染等问题。

问题 如何避免放疗引起的不良反应?

放疗引起的不良反应包括全身性不良反应，通常是指患者在放疗过程中及放疗结束后表现的食欲不振、疲乏无力、头晕头痛、失眠及免疫功能低下等情况，另外有部分患者会有恶心呕吐、消化不良、胃胀不适等消化道反应，一般情况不会很严重，不需要特殊处理，患者可以通过自身调节和改变相应的生活方式来减轻这些症状。

此外放疗还可能出现造血功能抑制，出现白细胞、血小板或红细胞数量下降，如果明显下降，则可能会伴发感染、出血等风险。针对这种可能性，放疗前必须检查血常规，了解造血功能。如果白细胞、红细胞或血小板中某项或多项明显低于正常值是不能进行放疗的，须经过处理使造血功能相应恢复后才能放疗。放疗过程中，每周须检验血常规，根据情况决定是否须停止放疗或者保护性隔离。

局部反应如皮肤反应、放射性肺炎、放射性食管炎等无需特殊处理或进行对症处理，放疗结束后可自行恢复。

问题 骨转移瘤与脊柱转移瘤接受手术治疗后还需要行放疗吗?

答案是需要。因为研究证实手术联合放疗效果要优于单纯放疗。此外除了椎体全切术可能实现肿瘤灶的完全清除外，绝大部分手术都是姑息性手术，实现减瘤、减压、稳定性重建，因此减压术或椎体增强术后联合放疗甚至化疗是很有必要的。

问题 转移瘤患者接受放疗后还需要接受手术治疗吗？

原则上不需要。骨转移瘤与脊柱转移瘤手术治疗的指征主要是脊髓压迫症、病理性骨折、脊柱不稳引起的难治性机械疼痛或潜在性脊柱不稳。不伴有脊柱不稳或脊髓压迫的放射敏感性转移瘤患者，尤其是多发转移瘤，放疗是最佳选择。

问题 为什么术后不能立刻进行放疗？

骨转移瘤与脊柱转移瘤患者施行开放性手术通常创伤较大，手术时间长、术中牵拉、缺血引起的软组织损伤较重，此外肿瘤患者恢复也较正常人慢，术后早期放疗可能引起脂肪液化、切口不愈合甚至感染。因此术后放疗通常在术后 2 ~ 3 周进行，微创手术联合术后放疗，时间可以适当提前。

问题 哪些肿瘤骨转移或脊柱转移适合放射治疗？

放射治疗的前提是肿瘤组织对射线敏感，放射敏感性肿瘤包括淋巴类肿瘤、精原细胞瘤、无性细胞瘤、卵巢颗粒细胞瘤、肾母细胞瘤、绒毛膜癌等。中度敏感性肿瘤包括各部位的鳞状细胞癌，如皮肤、口腔、食道、宫颈、外阴、阴道，卵巢上皮癌等。低度敏感性肿瘤有宫颈腺癌、乳腺癌、血管肉瘤、子宫内膜腺癌等。对放疗不敏感的肿瘤有卵巢畸胎瘤，纤维肉瘤，黑色素瘤等。其次不伴有脊髓压迫、病理性骨折、机械性不稳定的转移瘤放疗是首选。

问题 放疗包括哪些种类？

随着放疗技术的不断进步，放疗的种类和类型也越来越多，包括传统放疗、调强放疗、近距离放疗、立体定向放射外科等，传统放疗主要受限于射线剂量，脊柱转移瘤通常紧邻脊髓，在保证脊髓安全剂量的前提下很难完全杀死肿瘤组织。调强放疗和立体定向放疗可以调节和控制射线在照射野内的分布，提供较高的精确度，多强度多方向的射线束可以精确的符合靶目标的三维特征。

问题 什么是近距离放疗？

近距离放疗（即粒子植入）是通过外科手段将放射性粒子植入病灶内，通过放射性粒子杀死周围的肿瘤细胞（图7-1），理论基础是平方反比定律。在脊柱部位应用近距离放疗可

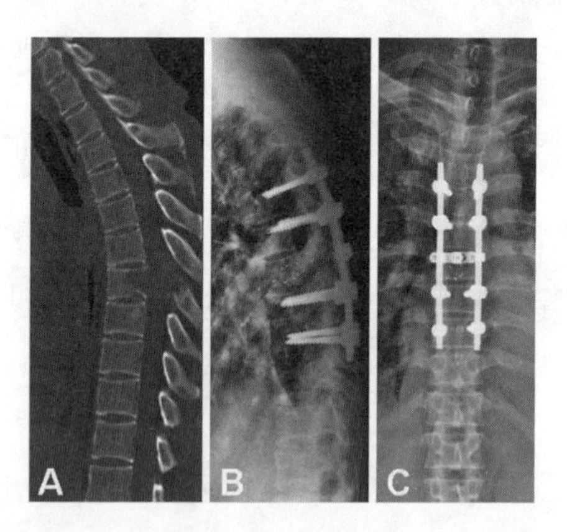

A. 术前CT矢状位重建片；B. 术后侧位X线片；C. 术后前后位X线片

图7-1 肺癌胸椎转移瘤后路行椎板减压椎弓根螺钉固定放射性粒子植入术

以增加肿瘤的总放射剂量，而不明显增加脊髓或邻近对射线敏感的组织放射剂量。由于放射性粒子植入病灶内，因此不存在因为患者移动而造成的治疗误差。^{125}I 是脊柱近距离放疗中应用最多的同位素。对于需要手术治疗联合术后放疗的患者，粒子植入术是最佳选择，但是如何科学合理的安排粒子间的距离以及在病灶内的分布是最重要的环节，理想状态下粒子植入可以替代术后放疗。

问题　手术结合术中粒子植入术是否一劳永逸？

为了避免放射引起手术切口不愈合、切口感染等问题，术后放疗往往需要延迟进行，通常为术后 2～3 周，而这可能错过了最佳的放疗时机。开放手术可在术中结合粒子植入术，理论上来说合理科学的安排粒子的数量、间距、空间分布可以替代术后放疗，因此需要开放手术和辅助放疗的患者最佳选择是术中结合粒子植入术，但粒子植入术并非一劳永逸，放射粒子的摆放是极其重要的，取决于外科医生操作技巧和放疗科医生的合理规划。此外，放射粒子存在半衰期，随着时间的延长，放射剂量会不断衰减，目前依据治疗的需要已经实现短期和永久性近距离放疗。

问题　为什么说粒子植入术在某些情况下优于体外放疗？

1901 年皮埃尔・居里曾提出将放射性粒子植入肿瘤内，可以缩小肿瘤灶，甚至杀死肿瘤组织。20 世纪中叶由于放射源的操作会对术者产生放射性损害，粒子植入术被减少使用，目前这一问题已经得到解决。近距离放疗是种理想放疗方式，主要优点是射线剂量强度与距离平方成反比，例如将放射粒子置于肿瘤内，距离放射源 2cm 处的射线剂量是距离射线源 1cm 处的 1/4。在使用外放疗时，如果肿瘤距离放射源 100cm，那么在此距离 100cm 和 101cm 两点上的剂量差异很小（100/101），另一个优点是不存在因患者体位或移动造成的治疗误差。因此在需要接受开放手术的脊柱转移瘤患者，手术联合粒子植入是极具优势的。

问题 如何确保放射性粒子准确合理的被植入肿瘤灶？

早期的粒子植入手术往往因为医生的主观因素以及操作技术的限制，很难达到完全控制局部肿瘤的效果。随着认识的逐渐深入以及技术的进步，目前包括笔者在内的很多团队正在进行相关研究，试图实现合理化、精准化，通过影像学技术模拟肿瘤灶三维形态，计算粒子在肿瘤内的照射半径，实现粒子在瘤体内的合理分布，借助 3D 打印导板辅助技术实现术中精准植入。

问题 什么是射波刀？

射波刀（Cyber knife），又称“网络刀”或“电脑刀”，是最先进的全身立体定向放射外科治疗，于 1996 年最早用于肿瘤的治疗。它可治疗全身各部位的射线敏感性肿瘤以及转移瘤，由于精确度高，可以对靶区（肿瘤组织）实现高剂量照射，具有“无伤口、无痛苦、无流血、无麻醉、恢复期短”等优势，通常只需照射 3～5 次。

问题 立体定向放疗的放射剂量如何安排？

脊柱立体定向放疗的安全性取决于肿瘤邻近器官的耐受性。其中最重要的是脊髓的耐受性。一般认为标准的放射剂量分次（每次 180～200cGy）给予小于 45～50Gy 的总放射剂量在脊髓的耐受范围之内，如此剂量在 5 年内出现脊髓病的可能性小于 5%（TD5/5），也有人认为这一耐受剂量可能有些保守。目前认为，脊髓剂量 8Gy×1F、4Gy×5F 是安全的，无放射性脊髓病的风险。脊柱转移瘤立体定向放疗常采用 650cGy×5F 的放疗方案。

问题 立体定向放疗适应证和禁忌证是什么？

立体定向放疗（SRT）可以作为脊柱转移瘤主要的独立治疗方式，又可作为一种辅助的治疗。

主要适应证：脊柱转移瘤疼痛发生之前的独立治疗；早先常规放疗失败转移瘤进展或局部复发后的独立治疗或手术后的辅助治疗；转移瘤脊髓压迫症减压内固定手术后的治疗。

禁忌证：脊髓压迫、神经损伤，脊柱不稳定者；拟照射部位有放射性粒子植入治疗史；既往同一部位脊柱放疗达到脊髓耐受剂量者；预期寿命不足 3 个月者；有结缔组织病患者。

问题 传统放疗的放疗方案如何选择？

传统的放疗通常将 30Gy 的总剂量分 10 次完成，这一方案可以很好地控制病情并且保证患者能够有良好的耐受（图 7－2）。研究表明，无论是单次大剂量放疗还是多次分割放疗都能有效缓解疼痛。通常认为，单次放疗高剂量对于缓解疼痛的效果要优于低剂量。然而，不同的分割方案在疼痛控制、神经恢复、患者生存率和耐受性方面没有明显差别。但单次放疗再处理的可能性比多次分割方案高出2.5倍，并且放疗时间持续长的方案照射野内复发率明显偏低。因此生存期较短的患者可接受单次8Gy放疗，而其他患者可以接受总量30Gy的10分次放疗方案，具体的治疗方案是基于多学科、个体化原则制定的。

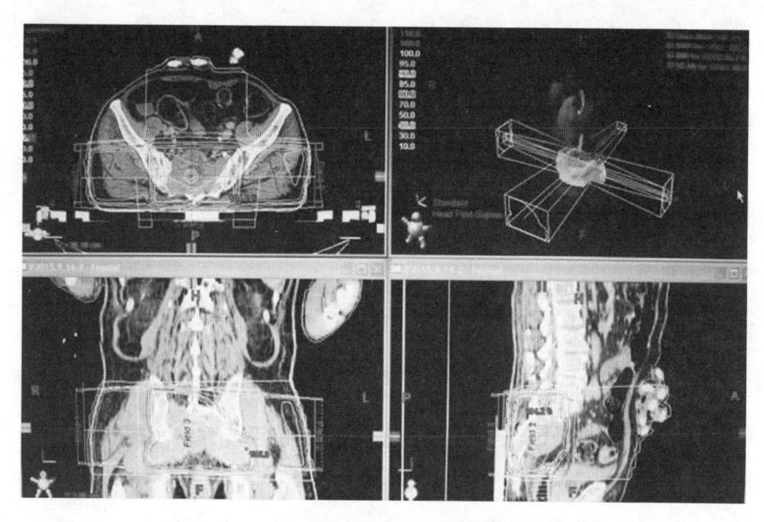

图7-2 骶骨转移瘤传统放射治疗示意图

问题 哪种放疗手段在脊柱转移瘤最为常用？

在脊柱转移瘤患者中最常使用适形调强放疗，常见的方案为300cGy×10F。传统的放射疗法已用于治疗脊柱转移瘤很多年，其疗效并不理想（长期局部控制率为30%~50%）。主要的限制是射线剂量，由于脊柱转移瘤通常靠近脊髓，且脊髓位于脊柱中央，因此射线很难避开脊髓，一旦发生放射性脊髓炎后果是十分严重的。调强放疗和立体定向放疗具有较高的保形和精确度，但立体定向放疗在价格上更加昂贵。

问题 什么是调强放疗？

调强放疗（IMRT）即调强适形放射治疗是三维适形放疗的一种（图7-3），它要求辐射野内剂量强度按一定要求进行调节，简称调强放疗。它是在各处辐射野与靶区外形一致的条件下，针对靶区三维形状和要害器官与靶区的具体解剖关系对

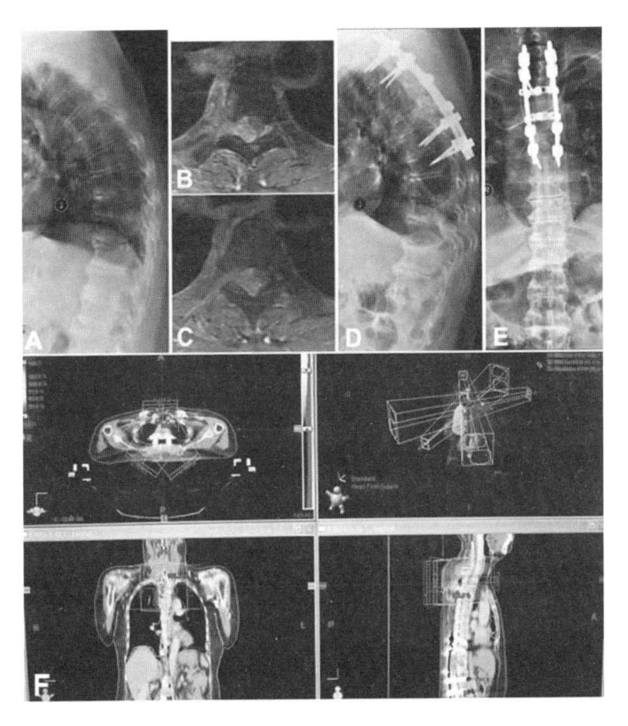

A. 放疗前颈椎矢状位CT重建片；B. 放疗前颈椎T2加权MR矢状位像；C. 放疗前颈椎T2加权MR扫描像；D. 第2颈椎椎体转移瘤三维适形调强放疗示意图

图7-3　肾癌第2颈椎椎体转移瘤行三维适形调强放疗

束强度进行调节，单个辐射野内剂量分布是不均匀的但是整个靶区体积内剂量分布比三维适形治疗更均匀。其包括静态调强、动态调强、容积调强、断层调强。在传统的外放疗中为了减少潜在的治疗误差，照射野要包括靶区周围正常组织（外放范围），通常外放范围要达到 1～2cm，如此导致较大的副作用并限制了所能给予的安全剂量。调强放疗 IMRT 可以采用逆向放疗计划，准确计算每束射线的强度，通过陡峭的剂量梯度，使得靶区可以接受最大放射剂量，而脊髓受到的剂量在安全范围之内。

问题 为什么有些脊柱转移瘤患者放疗早期症状会暂时加重？

脊柱转移瘤患者接受放疗早期，可能出现短暂的神经功能障碍（如感觉异常、大小便障碍等）、疼痛等症状，或原先症状加重。这是由于放疗引起的周围组织水肿，压迫脊髓马尾或神经根所致，这种情况一般会出现在放疗开始后的 3～5 天，一般第 7 天便会逐渐缓解和消失。

问题 为什么有些脊柱转移瘤患者放疗后症状会加重，甚至瘫痪？

脊柱转移瘤病灶通常紧邻脊髓，放射治疗引起的放射性脊髓炎是脊柱转移瘤放射治疗的严重并发症之一，可能导致神经功能障碍甚至瘫痪。随着放疗技术的进步，调强放疗和立体定向放疗可以提高较高的精确度，最大限度地降低放射性脊髓炎的发生。此外，脊柱转移瘤患者往往会伴有不同程度的脊髓压迫，放疗早期引起的组织水肿可能会加重脊髓受压，出现相应的脊髓压迫症。因此明确放疗的适应证，严格把握放疗指征可以有效避免这类情况的发生。随着病情的进展，治疗过程中可能出现疗效之外的情况，因此应当充分告知患者及家属治疗带来的利益和风险，共同对抗肿瘤。

问题　脊柱转移瘤放射治疗的适应证是什么？

脊柱转移瘤放射治疗既可以作为单一治疗方案，也可以作为术后辅助治疗。原则上射线敏感性肿瘤骨转移均可施行放射治疗；可用于治疗单一或多发脊柱转移瘤伴或不伴病椎疼痛患者；椎体成形术后辅助放疗；减压内固定术后辅助放疗等。

问题　脊柱转移瘤放射治疗的禁忌证是什么？

脊柱转移瘤放射治疗的禁忌证包括脊髓压迫、神经损伤、脊柱不稳定者；拟照射部位有放射性粒子植入治疗史；既往同一部位脊柱放疗达到脊髓耐受剂量者；预期寿命不足 3 个月者；拟照射部位软组织损伤者；有系统结缔组织病患者。

问题　脊柱转移瘤患者可以接受二次放疗吗？

无论是传统放疗还是高精度的调强放疗，术后照射野肿瘤复发都是存在的，通过提高照射精度增加照射剂量和采用高剂量多分割方案可以降低照射野内复发率。原则上来说只要同一脊柱放疗部位放疗剂量未达到脊髓耐受剂量者是可以接受二次放疗的。立体定向放疗可用于常规放疗失败转移瘤进展或局部复发后的独立治疗。

问题 放疗周期是越长越好么？

一般来说，相同患者和疾病因素下，放疗效果与采用的放射技术和方案有关，与放疗周期长短无关联。总体上来看，高精度的调强放疗和立体定向放疗可以向靶区投递更高的放射剂量，疗效优于传统放疗，且治疗周期较短，射波刀治疗只需3～5次，调强放疗10次左右。传统放疗有多种照射方案，研究表明无论是单次大剂量放疗还是多次分割放疗都能有效缓解疼痛。不同的分割方案在疼痛控制、神经恢复、患者生存率和耐受性方面没有明显差别。多次分割放疗方案照射野内复发率较单次放疗低。

问题 脊柱转移瘤放射治疗需要住院吗？

随着放疗技术的进步，尤其是立体定向外科技术的发展，射波刀治疗只需3～5次照射即可完成治疗，在门诊即可施行。但脊柱转移瘤患者通常身体状况较差，常常合并其他疾病或者需要接受手术治疗，因此需要住院治疗，预防放疗可能出现的不适和不良反应。因此，是否需要住院接受放疗应由接诊医生根据患者病情及治疗计划综合判断。

问题 脊柱转移瘤放射治疗一般需要多少费用？

放疗的费用根据采用的放疗技术和病灶数量而不同。通常脊柱转移瘤单个椎体放疗，常规适形放疗费用在3万元左右，调强放疗在5万元左右，射波刀依据肿瘤病灶大小不同而有所变化，通常在8万元左右，同时不同地区的医疗资源和水平差距较大，在费用方面可能也存在较大差异。

问题 脊柱转移瘤放射治疗能延长患者生存期吗？

脊柱转移瘤放射治疗的主要目的是减轻病椎疼痛，杀灭局部肿瘤细胞，实现局部肿瘤控制。关于病椎放疗是否可以延长患者生存期尚无统一定论，但可以改善患者生活质量。

问题 为什么门诊放疗要定期查血常规？

放射治疗可能出现骨髓抑制，影响正常造血功能，出现白细胞、血小板或红细胞计数下降，如果明显下降，则可能会伴发感染、出血等风险。针对这种可能性，放疗前必须检查血常规，了解造血功能。如果白细胞、红细胞或血小板中某项或多项明显低于正常值是不能进行放疗的，须经过处理使造血功能相应恢复后才能放疗。放疗过程中，每周须检验血常规，根据情况决定是否须停止放疗或者保护性隔离。

问题 立体定向放射外科（SRS）和立体定向放疗（SRT）区别是什么？

立体定向放射外科（SRS）最早于 1951 年由瑞典 Leksell 教授提出。这种方法既不同于外科手术，没有切口、出血，也没有手术感染等并发症，而是通过高能射线定向照射，达到外科手术损毁切除病变组织的目的。SRS 也不同于 SRT，前者通过聚焦一次性大剂量照射靶区，后者是普通放疗的一种高级形式，通过多次、高剂量精准照射，避免损伤正常组织。

问题 放射性药物治疗转移瘤骨痛有哪些优势？

放射性药物比放疗有更多优势：①可静脉注射；②治疗分散部位的病灶且骨髓抑制较轻；③副作用如恶心、呕吐、腹泻和组织损伤较少。放射性药物相对来说容易应用，但要由在核医学科培训过的医师来操作。虽然每位患者放射性药物治疗的准备和步骤不同且个体化，但存在某些共同的处理原则。运用放射性药物的绝对禁忌证包括妊娠和拒绝治疗的患者。相对禁忌证是需在患者接受的情况下对风险和潜在利益的细致考虑。多种放射性药物的共同作用会给疼痛性骨转移带来镇痛效果。

问题 哪些放射性药物用于转移瘤骨痛的治疗？

目前临床上治疗转移瘤骨痛的放射性药物包括：氯化锶-89（^{89}SrCl）、膦酸磷-32（膦酸铬磷-32）、来昔屈南钐-153。^{89}SrCl 是第一个被 FDA 批准的缓解骨疼痛的放射性药物，建议剂量为0.04 mCi/kg 或每人 4mCi，疼痛缓解常始于治疗后的2周，6周可达到最大疗效，并且能持续4~15个月。1942年开始采用^{32}P 治疗广泛性转移瘤骨痛，发现83%的患者疼痛明显缓解，由于具有较高的β发射能，骨髓抑制的风险很大，因此^{32}P 基本不用于转移瘤骨痛的缓解期治疗。来昔屈南钐-153于1984年开始报道，并且于1987年被 FDA 批准用于成骨性骨转移患者的疼痛治疗。疼痛缓解率约为70%，推荐剂量为静推1.0 mCi/kg，超过1分钟给药，镇痛效果可持续48小时至7天，首次剂量后可重复应用6~8周。

问题 脊柱转移瘤传统放疗疗效如何?

传统的放射疗法已用于治疗脊柱转移瘤很多年，其疗效并不理想（长期局部控制率为30% ~50%），主要的限制是射线剂量。许多研究发现不同的分割方案在疼痛控制、神经恢复、患者生存率和耐受性方面没有明显差别。有研究表明，传统放疗局部疼痛缓解率约为60%，治疗后行走率63% ~74%，运动功能改善率26% ~31%。但是放疗时间持续长的方案照射野内复发率明显偏低。

问题 脊柱转移瘤调强放疗疗效如何?

调强放疗具有较高的精确度，在同样脊髓耐受前提下，肿瘤病灶可获得更高的照射剂量。有研究表明，调强放疗患者疼痛和神经症状改善率可以达到80%以上，局部控制率可达到88%，明显优于传统放疗。

问题 脊柱转移瘤立体定向放疗疗效如何?

放疗技术的进步在于不断提高精确度，在不损伤周围组织的前提下尽可能提供靶区的射线剂量（图7－4）。大量研究表明，接受立体定向全身放疗的脊柱转移瘤患者85% ~92%局部疼痛改善，肿瘤局部控制率可以高达94%。且立体定向全身放疗对于对放疗不敏感的转移瘤也有效。大量研究表明，脊柱立体定向放疗对于疼痛缓解、肿瘤局部控制具有良好的疗效，高精度适形照射大大减少了放射性损伤的发生率。但有报道称其可导致椎体压缩性骨折，风险率为11% ~39%，远高于脊柱常规放疗所致压缩骨折（<5%）。

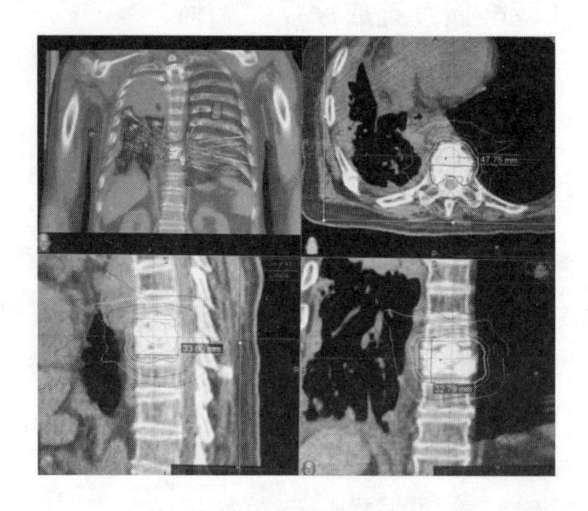

图7－4　肺癌第12胸椎椎体转移瘤立体定向放疗